AF508147

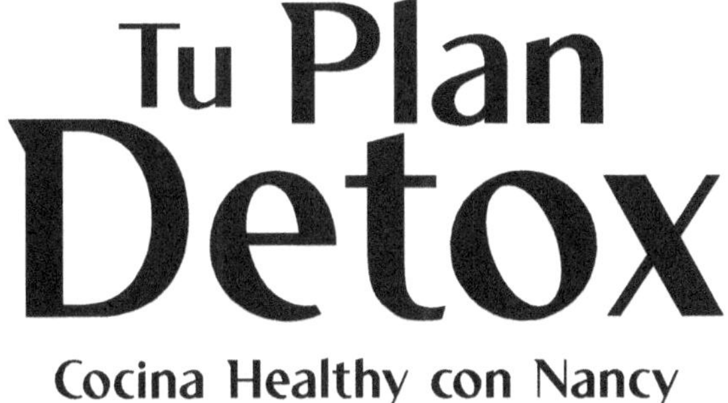

Tu Plan
Detox
Cocina Healthy con Nancy

ISBN: 9798994549490
Published by: Alegria Publishing
Book cover and layout by: @mckadamia

Tu Plan Detox

Cocina Healthy con Nancy

Recupera tu bienestar sin reglas extremas

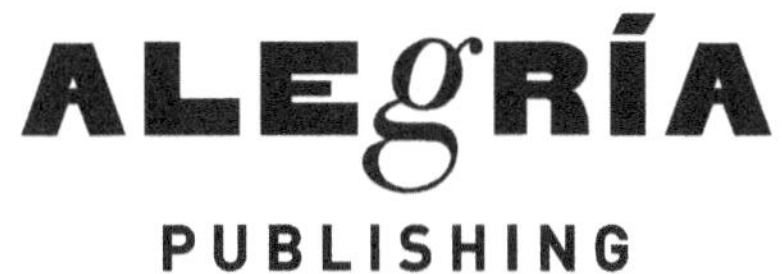

Descargo de responsabilidad

Este libro no intenta reemplazar la guía médica ni es un manual médico, tampoco sustituir ningún tratamiento que haya sido prescrito por tu doctor.

La información encontrada aquí está diseñada para ayudarte a tomar decisiones para mejorar tu salud. Si sospechas que tienes un problema de salud, te sugiero busques lo más pronto, ayuda médica profesional para detectar a tiempo complicaciones.

PRÓLOGO

Tuve la enorme fortuna de conocer a Nancy Victoria de Cocina Healthy a través de una amiga en común. Desde el primer momento conecté profundamente con su filosofía y decidí sumergirme en su programa de detoxificación, sin imaginar que esa decisión marcaría un antes y un después, no solo en mi vida personal, sino también en mi práctica médica.

Me gradué como médica con diploma de honor en la Universidad de Buenos Aires hace más de dos décadas. Luego de completar mi primera residencia, emigré a los Estados Unidos con el sueño de formar una familia y continuar mi desarrollo profesional.

Fueron años de enorme exigencia: dos hijos pequeños, la homologación de mi título y una segunda residencia médica. Las jornadas interminables, el cansancio acumulado y la falta de descanso me llevaron, casi sin darme cuenta, a entrar en un círculo vicioso de insomnio, fatiga crónica y dependencia de estimulantes como el café para poder sostener el ritmo.

Con el tiempo, llegaron las intervenciones farmacológicas. Los ansiolíticos ofrecieron un alivio transitorio, pero pronto aparecieron nuevos síntomas, como la acidez estomacal, que a su vez requirieron más medicación. Luego se sumaron los dolores musculares. Sin advertirlo, mi historia clínica comenzó a parecerse a la de muchos de mis propios pacientes: una acumulación de síntomas tratados de forma aislada, sin abordar su verdadero origen.

Fue en ese momento cuando el programa de Cocina Healthy llegó a mi vida.

En pocas semanas experimenté cambios que no había logrado en años. Al eliminar la cafeína y adoptar una alimentación antiinflamatoria, el insomnio desapareció. Al dejar los ansiolíticos, la acidez también se resolvió y, con el tiempo, los dolores musculares cedieron. Pero más allá de la mejoría física, lo que realmente transformó mi vida fue la toma de conciencia:

comprender el impacto profundo que los alimentos tienen sobre nuestro cuerpo, nuestra energía y nuestra salud a largo plazo.

Con los años, mi relación con este programa evolucionó. Dejé de verlo únicamente como una herramienta personal y comencé a integrarlo activamente en mi práctica médica. He observado resultados consistentes en pacientes con inflamación crónica, fatiga, alteraciones del sueño y desbalances metabólicos, lo que confirmó en mí una convicción profunda: la nutrición no es un complemento, sino una base fundamental del bienestar.

Hoy, desde mi enfoque en medicina estética y funcional, comprendo que la salud y la belleza no pueden abordarse únicamente desde lo externo. La calidad de la piel, la regeneración celular y la respuesta a los tratamientos dependen profundamente del estado interno del organismo.

En este contexto, el enfoque de este programa anti-inflamatorio que ofrece Tu plan detox adquiere un valor aún mayor.

En los últimos años, el uso de terapias como los agonistas del receptor GLP-1 para el manejo del peso en pacientes con sobrepeso, obesidad, prediabetes y otros desórdenes metabólicos ha crecido de manera exponencial. Estas terapias representan un avance importante dentro de la medicina moderna y han abierto nuevas posibilidades para personas que enfrentan dificultades complejas para lograr cambios sostenibles en su salud metabólica.

Sin embargo, desde mi experiencia clínica he observado que, cuando estos tratamientos no están acompañados por una guía nutricional adecuada y un proceso consciente de transformación en el estilo de vida, pueden presentarse desequilibrios como deficiencias nutricionales, pérdida de masa muscular y otros desajustes metabólicos.

Es precisamente en este punto donde enfoques integrales como Tu Plan Detox, acompañado por Nancy, adquieren un valor significativo. Al incorporar una alimentación antiinflamatoria, rica en nutrientes y enfocada en apoyar los procesos naturales de desintoxicación del organismo, los pacientes pueden sostener estos tratamientos de manera más equilibrada, obtener mejores resultados metabólicos y reducir el riesgo de descompensaciones asociadas. Al mismo tiempo, el acompañamiento estructurado que ofrece el programa permite que las personas desarrollen una nueva conciencia sobre su alimentación y adquieran hábitos sostenibles que transforman su estilo de vida a largo plazo sin depender de la medicina por tanto tiempo.

Así mismo, dentro del campo de la medicina funcional y regenerativa, terapias complementarias como las inyecciones intramusculares o intravenosas de glutatión y NAD están siendo utilizadas como herramientas de apoyo para optimizar los procesos de detoxificación celular, mejorar la función mitocondrial y favorecer una recuperación metabólica más eficiente durante estos procesos de cambio y restauración del equilibrio interno.

La toma de conciencia es el primer paso hacia un cambio real y sostenible. No se trata únicamente de detoxificar el cuerpo, sino de aprender a escucharlo, nutrirlo y respetarlo.

Porque cuando entendemos cómo funciona nuestro cuerpo, dejamos de perseguir síntomas y empezamos a construir salud real.

Dra. Luciana Yacomotti
Fundadora y Directora Médica
GC Skin Wellness & Aesthetic Center

CONTENIDO

INTRODUCCIÓN

Tu Plan Détox - Por Nancy Victoria

Cuando tuve a mi primera hija, Lucía, yo tenía 36 años. Fue una etapa hermosa, llena de amor, pero también fue el inicio de algo que yo no esperaba: un cambio profundo en mi salud.

Yo siempre me había considerado una mujer saludable. Me cuidaba, era activa, me interesaban la nutrición, lo natural y el bienestar. Incluso, cuando trabajaba en televisión como presentadora, hablaba de hábitos de salud —todavía sin ser nutricionista ni tener un título—, pero para mí era un tema fascinante, algo que me conectaba con la idea de buena vida y con mi propósito de ser saludable. Por eso, cuando mi cuerpo empezó a "desordenarse", no lo podía creer ni entender.

Primero aparecieron venitas reventadas, várices pequeñas y una inflamación que no se iba. Luego empezaron los dolores estomacales, el malestar digestivo y algo que me frustraba profundamente: por más que yo hiciera dietas, por más que comiera "bien" y por más que fuera al gimnasio, no bajaba ni un gramo.

Yo me esforzaba, tenía disciplina, hacía todo lo que una persona "debería hacer", y sin embargo mi cuerpo no respondía como esperaba. Mi energía bajaba, la inflamación aumentaba y mi mente comenzaba a sentirse distinta.

Al principio me decía: "Es normal después del embarazo". Pensaba que era hormonal, que era parte del proceso, que en algún momento todo iba a volver a su lugar.

Pero pasó el tiempo y no volvió.

Así que hice lo que hacemos muchas personas cuando no nos sentimos bien del todo: empecé a buscar respuestas. Durante casi un año fui de médico en médico. Me hicieron exámenes, laboratorios, escuché opiniones diferentes y recibí diagnósticos que se contradecían, junto con medicamentos que, en vez de ayudar, parecían confundir aún más mi cuerpo.

Recuerdo que un médico me dijo algo que me asustó:

—Usted no tiene várices. Lo que usted tiene es vasculitis.

Yo me quedé helada.

¿Vasculitis? ¿Cómo así? ¿Por qué?

Otro médico decía algo diferente. Luego otro me decía lo contrario. Después me dijeron que no era vasculitis, que parecía un hongo, y me mandaron más medicamentos.

Así fue como entré en un ciclo doloroso y angustiante: buscar ayuda, recibir otro diagnóstico, tomar más medicamentos, sentirme peor, pensar que esta vez sí iba a mejorar y volver a empezar. Lo que nadie veía con claridad era algo simple: mi cuerpo estaba inflamado por dentro y mi sistema digestivo se estaba deteriorando con tantos medicamentos.

Yo me sentía confundida y no encontraba una respuesta que fuera verdadera, una respuesta que resonara con mi cuerpo. Esa etapa me desató un estrés profundo; una angustia que yo no sabía manejar. Y entonces mi cuerpo colapsó aún más.

Empecé a sentir espasmos intestinales, colitis, inflamación severa y molestias que iban y venían, pero cada vez más fuertes. A veces me dejaban quieta, sin poder moverme de la casa. En algún momento me dijeron que era síndrome de colon irritable... y yo lo único que pensaba era:

—¿Cómo llegué hasta aquí?

Había días en los que prefería no comer casi nada. Solo tomaba agua o calditos. Me decía: "Si dejo descansar el cuerpo, se me va a quitar".

Pero no se quitaba. A veces se calmaba por un momento y, días después, regresaba el mismo dolor. La inflamación se quedaba conmigo... y el dolor también.

Luego apareció el insomnio, las migrañas, la mente nublada, la tristeza silenciosa y un cansancio profundo. Y, como si fuera una contradicción, había momentos en los que mi cuerpo me pedía comida con urgencia. Eran hambres intensas, como si mi organismo estuviera diciendo: "Necesito energía. Necesito alimento".

Entonces comía hasta saciarme. Claro: yo era mamá, tenía una niña muy pequeña, todavía lactaba y tenía responsabilidades. Yo me sentía agotada, desorientada y muy frustrada.

Lo más difícil era sentir que nadie encontraba la raíz. Tomaba medicina tras medicina y nada me daba paz, ni cura, ni siquiera una mejoría real. Fue entonces cuando comencé a comprender algo que muchas personas viven: cuando no tienes respuestas claras, no solo te enfermas, también te desgastas emocionalmente.

Me sentía como una mujer fuerte por fuera, pero por dentro estaba cansada... muy cansada.

Hasta que un día pasó algo que, sinceramente, cambió mi vida.

Estaba en el gimnasio, desmotivada, cuando conocí a una chica que era entrenadora y coach de salud y nutrición holística. Ella me miró y me dijo:

—¿Has hecho alguna vez un détox de verdad? Pero un détox donde no tengas que aguantar hambre ni vivir restringida, sino un plan donde tu cuerpo se limpie se regenere y recupere su equilibrio.

Yo pensé: "¿Détox? ¿Y eso sirve de verdad?"

Pero estaba tan cansada de estar así que la respuesta más rápida que llegó a mi mente fue: "Sí... lo voy a hacer. ¿Qué puedo perder después de todo?". Le dije que sí.

Hice mi primer plan détox y lo que pasó después me abrió los ojos como nunca.

En aproximadamente 45 días de trabajo guiado, mi cuerpo cambió completamente. Se fue la inflamación crónica y desaparecieron los síntomas que me habían dado diagnósticos tan fuertes. La colitis bajó, los espasmos desaparecieron, las hemorroides se fueron, las migrañas se calmaron y mi digestión empezó a funcionar mejor.

Pero lo más impactante fue esto: mi mente se aclaró.

Esa neblina mental, esa tristeza y ese cansancio que yo pensaba que eran "normales" después del embarazo se empezaron a levantar. Yo volví a mí. Recuperé mi talla, mi cuerpo y mi energía, y recuperé algo aún más importante: mi confianza.

Y fue en ese instante cuando entendí una verdad. Mi cuerpo no estaba roto. Mi cuerpo estaba sobresaturado de medicamentos, estrés y comidas alteradas. Estaba sobrecargado, inflamado y desnutrido de lo esencial. Solo necesitaba apoyo para volver a su centro, a su balance natural.

Ese proceso fue mi despertar.

A partir de ahí me apasioné, en el mejor sentido, por aprender de salud y nutrición. Quería entenderlo todo: por qué el cuerpo se inflama, por qué aumenta el peso, qué pasa con la digestión, cómo se altera el sistema nervioso, cómo se afecta el hígado, cómo se acumulan toxinas, cómo influye el estrés y, sobre todo, cómo nutrir al cuerpo de forma real para que sane desde la raíz.

Tiempo después, una amiga graduada del Institute for Integrative Nutrition (IIN), una de las escuelas más grandes de nutrición y salud integral en Estados Unidos, me motivó a dar el siguiente paso. Yo sentí que era una señal y también una oportunidad.

Así que estudié, me preparé y me certifiqué en IIN, y me convertí en Coach de Salud y Nutrición Holística.

Ahí comenzó otra etapa de mi vida. No solo aprendí a cuidar mi cuerpo, también empecé a aprender cómo acompañar a otros. Hice prácticas, experimenté diferentes teorías, observé casos reales y entendí cómo funciona el cuerpo como un sistema completo, donde todo se conecta: digestión, hígado, hormonas, inflamación, metabolismo, energía, estado emocional, mente, hábitos y energía vital.

Fue en ese camino donde nació Cocina Healthy, un concepto que creé desde el deseo profundo de inspirar a las personas a comer saludable sin perder el placer de comer delicioso. Empecé a diseñar planes de alimentación bioindividuales, es decir, personalizados de acuerdo con la biología de cada persona, su condición de salud y sus metas.

Porque aprendí algo esencial: no existe una sola forma de comer saludable para todos. Lo que sana a una persona puede no ser lo ideal para otra. Por eso cada guía que diseño se convierte en un mapa único, hecho con intención y respeto por el cuerpo, pero mi plan estrella, el que reinicia el metabolismo y restablece el balance del cuerpo a su estado natural es El Plan Detox.

Empecé con mi familia y uno de los casos que más me marcó fue el de mi papá.

Mi papá sufría de divertículos y gastritis erosiva. Cada dos o tres meses terminaba en el hospital por sangrado de divertículos, y era una situación muy delicada cada vez, sobre todo porque ya estaba en una edad avanzada. Yo decidí apoyarlo con un plan détox y, aunque había críticas alrededor y resistencia, los resultados hablaron por sí solos.

Pero también entendí algo: la comunidad, especialmente la comunidad latina, no estaba educada en prevención. Había mucho rechazo hacia el détox. Muchos decían:

—¿Cómo así dejar el trigo?

—Eso es exageración.

—Toda la vida hemos comido eso.

—Mejor me tomo las pastillas que me dio mi médico.

Ese fue un momento duro, porque yo sentía que tenía un conocimiento poderoso... pero la gente aún no estaba lista. Hubo momentos en los que pensé: "Tal vez me equivoqué de camino".

Hasta que llegó la pandemia.

El COVID cambió muchas cosas, pero también despertó algo: una conciencia global por la salud y la nutrición. De pronto, muchas personas querían fortalecer su sistema inmune. Querían recuperar control, buscaban esperanzas, sentir seguridad con su salud y una herramienta real, y fue ahí cuando todo cambió.

Mis programas détox se empezaron a multiplicar. La gente comenzó a interesarse por planes grupales y, en ese momento la mayoría de los coaches de salud y nutrición, abrimos una nueva ventana de esperanza para mejorar la salud de forma holística. Personas que nunca hubieran hecho un détox, ahora estaban listas para intentarlo. Y yo vi resultados extraordinarios una y otra vez.

Para entonces más de 80 personas habían hecho este plan conmigo y habían logrado resultados maravillosos. Bajaron inflamación, mejoraron la digestión, recuperaron energía, claridad mental y bienestar emocional. Y sí, también bajaron peso y medidas, pero no desde el castigo, sino desde la conciencia y el deseo real de alcanzar bienestar.

Ahí lo entendí: esto no era una moda. Era una herramienta de salud real.

Entonces llega la inspiración, el gusto por el servicio y por ayudar a otros, y me digo:

"Voy a escribir un libro".

Quiero que este plan llegue más lejos que yo. Quiero que una persona, aunque no me conozca y aunque no tenga acceso directo a mis programas, pueda abrir este libro y decir:

"Por fin empiezo a entender qué me pasa... y por fin tengo una guía".

Este libro nació porque hay una verdad que casi nadie nos enseña. La inflamación no es normal, ni el cansancio constante, ni la mente nublada, ni subir de peso sin razón, ni vivir con digestión pesada constantemente. Tampoco es normal depender de medicinas para todo.

Descubrí que lo normal es estar en equilibrio, escuchar y conectar con tus sentidos, con tu cuerpo y con tu alimento. Sin embargo, vivimos en un mundo que nos intoxica sin que lo notemos.

La industria alimentaria ha cambiado. La comida se llenó de químicos, aditivos, pesticidas, azúcares ocultos, harinas ultra-procesadas. Hoy hay más demanda por productos comestibles y menos por alimentos naturales. Todo esto, acumulado año tras año, se queda en nuestro cuerpo como carga y crea inflamación y deterioro desde las células hasta nuestros sistemas biológicos.

Por eso creo profundamente en hacer un plan détox al menos una o dos veces al año. No como castigo, sino como mantenimiento, como si llevaras tu cuerpo al "servicio" para resetearlo, limpiarlo y nutrirlo.

Y lo más hermoso de este plan es que es flexible y es sabroso.

No es un plan donde pasas hambre. No es una tortura. No es una dieta extrema.

Es un plan donde aprendes a comer mejor, a limpiar tu cuerpo, a quitar lo que inflama, a reducir adicciones y hábitos dañinos, a nutrirte profundamente, a recuperar tu energía vital y, sobre todo, a crear conciencia con tu cuerpo y tu alimentación.

Este libro está diseñado para que puedas hacerlo a tu ritmo, con estructura, pero sin rigidez. Mi intención es que al leerlo no solo entiendas el "qué hacer", sino el *"por qué"*.

Quiero que comprendas tu cuerpo, que confíes en él y que te reconectes contigo.

Y si este libro llega a ti en un momento en el que sientes que algo está cambiando en tu salud, quiero decirte algo muy importante: tu cuerpo no está fallando; *tu cuerpo está pidiendo ayuda.*

Y si lo escuchas a tiempo, la transformación puede *ser más grande de lo que imaginas.*

Te doy la bienvenida a Tu Plan Détox.

Gracias por estar aquí.
Estoy contigo en este proceso.
Con amor,

Nancy Victoria.

CAPÍTULO 1
DIETA DE ELIMINACIÓN 101

¿Cómo prepararse para el proceso?

La alimentación antiinflamatoria basada en la dieta de eliminación es un proceso muy importante para la desintoxicación de tu cuerpo, pero de una forma muy agradable y fácil donde se puede comer limpiamente. Comer de esta forma no es aburrido, descubrirás un nuevo gusto culinario. Puede ser bastante tentador el querer lanzarse de inmediato a un plan de Detox, pero te recomiendo que leas este capítulo antes de comenzar para tener un mejor entendimiento de qué estás haciendo y para qué.

El proceso cuenta con 3 etapas: una pre-limpieza de 3 días, una dieta eliminatoria de 21 días y 7 días para la reintroducción de alimentos y evaluación de tu reacción a ellos. En solamente un mes habrás cambiado tu vida y tu relación con los alimentos para siempre.

La pre-limpieza es un aspecto esencial para cualquier tipo de desintoxicación, que de hecho, no solo mejora la experiencia, sino que lleva a resultados más duraderos.

Para cuando termine tu limpieza de 21 días, tendrás más energía, menos antojos y verás una mejoría en tu bienestar general y condición de salud.
¿List@ para la transformación de tu vida?

En este capítulo verás todas las consideraciones que necesitas tener en cuenta para lograr un proceso de desintoxicación exitoso y cuyos resultados se perpetúen en el tiempo. **¡Vamos a ello!**

Alimentos para disfrutar

Comer saludable es delicioso y pese a lo que la mayoría cree, ¡hay muchas opciones! Hoy en día hay variedad de sustitutos de lácteos que podemos utilizar como leches vegetales de semillas de cáñamo, coco, de arroz y las leches de nueces, así como hay muchos granos libres de gluten, incluyendo el arroz negro, la quinua, el mijo y el trigo sarraceno. Los beneficios de estos alimentos es que no inflaman tu sistema digestivo, sino que al contrario: contribuyen a su buen funcionamiento.

Cuando se trata de frutas y vegetales, puedes ser creativ@: cómelas crudas, al vapor, al horno, a la parrilla, congeladas y enlatadas, pero asegúrate que sean orgánicas, con agua y que no tengan ningún endulzante añadido, conservantes o ingredientes tóxicos que atentan contra tu salud. Toma ventaja de las proteínas vegetales, como las arvejas (chícharos), las lentejas y las legumbres y reemplaza así la proteína animal como fuente principal en tu dieta. Pero, por supuesto, también puedes incluir proteína orgánica animal que sea pollo, pavo, cordero, pescado de río o de mar, fresco o empacado en agua. Este menú incluye recetas con carnes, que también puedes adecuar como vegetarianas o veganas.

La variación es la clave de una buena nutrición. Las nueces y las semillas son una fuente fantástica de proteína adicional, ya que nos brindan vitaminas, minerales y grasas saludables que tanto necesitamos. Otras opciones que suman estos últimos nutrientes son la calabaza, girasol, anacardo o marañón (cashews), pecana (pecans), almendra, nueces de nogal (walnut) y muchas más.

Participar en el programa de desintoxicación de 21 días no significa que no podamos consumir postres y meriendas. Simplemente, evitaremos consumir todos los azúcares y endulzantes que no sean de azúcar de coco, néctar de coco, estevia, frutas naturales y algunas frutas secas permitidas.

Durante toda nuestra limpieza estaremos siguiendo la dieta de eliminación con el objetivo principal de remover todos los alimentos que inflaman nuestro sistema, causando acumulación de mucosa, grasa y la alteración de nuestras células. Al final del proceso, en la reintroducción de alimentos, será fascinante para ti descubrir cuáles son las comidas que te generan estas reacciones y qué alimentos serán necesarios eliminar para mejorar tu calidad de vida.

Todos los alimentos para disfrutar

FRUTAS: frutos rojos como moras, arándanos azules, frambuesas, cerezas, manzanas, mango, coco, duraznos, aguacates, jugos verdes prensados en frío.

Vegetales marinos (algas y musgos), aceitunas sin pimiento rojo.

VERDURAS: zanahorias, rábanos, pepinos, apio, arvejas (chícharos), champiñones, hierbas frescas, cebollas, puerros, poros, calabacines, espárragos, coles de bruselas, coliflor, brócoli, germinados, alfalfa, hortalizas de hojas verdes y calabazas. Tubérculos (batatas, camote, yuca, chirivía, remolacha, betabel) crudos, al vapor, salteados, exprimidos o asados.

ARROZ INTEGRAL: rojo, negro y salvaje, mijo, amaranto, teff, tapioca, trigo sarraceno y quinua.

LEGUMBRES: Arvejas, chícharos, guisantes, lentejas, frijoles blancos, negros y garbanzos.

ACEITES: de oliva prensado en frío, aguacate, coco, linaza, cártamo, sésamo, almendra, nuez y calabaza.

LECHES VEGETALES: de cáñamo (hemp), arroz y nueces (como almendras, avellanas, nueces, anacardos marañón/ nuez de la india), macadamia, pistacho, semillas de linaza, leche de coco, aceite de coco. Otros suplementos increíbles son la maca, el polen de abeja, la espirulina, algas verdiazules y clorela.

PESCADOS: de agua de río o mar, fresco o envasado en agua (trucha, salmón, róbalo, corvina, atún, caballa, sardina, lucio, arenques). Evita los que vienen de criadero

CARNES: caza silvestre (búfalo, faisán, bisonte, venado, alce, etc.), cordero, pato, pollo ecológico y pavo.

SEMILLAS: Semillas de cáñamo, chía, sésamo, calabaza y girasol, avellanas, nueces, almendras, anacardos (marañones, nuez de la india), macadamia, pistachos, nuez del Brasil, mantequillas de nueces y semillas como almendras o tahini (mantequilla de ajonjolí).

BEBIDAS: Agua filtrada, té verde, blanco o de hierbas, agua mineral, yerba mate, agua de coco, zumo verde y kombucha.

ENDULZANTES: Estevia, fruta del monje, néctar de coco, xilitol, fruta fresca entera / permitida, fruta seca (con moderación).

SAZONADORES PERMITIDOS: Vinagre de sidra de manzana, todas las especias, todas las hierbas, sal marina, pimienta   negra, algarroba, chocolate crudo o negro (sin lácteos y sin azúcar), mostaza, miso, aminoácidos líquidos de coco y nama shoyu.

Todos los alimentos que debemos excluir

LÁCTEOS Y HUEVOS: todos (quesos, leche, yogur, mantequilla y crema)

GRANOS: arroz blanco, trigo, maíz, cebada, espelta, trigo de jorasán, centeno, triticale y avena.

FRUTAS Y VEGETALES: naranjas, toronjas, bananas, fresas, maíz, solanáceas (papayas, uvas, mandarinas y sandías, altas en fructosa natural).

PROTEÍNA ANIMAL: cerdo, res, ternera, salchichas o chorizos, embutidos, carnes enlatadas, salchicha de frankfurt, mariscos, cualquier carne o pescado crudo.

PROTEÍNA VEGETAL: productos de soya, maní y mantequilla de maní.

ACEITES: grasa alimentaria, aceites de girasol, soya, maní y vegetal, aderezos de ensalada y productos para untar.

BEBIDAS: alcohol, bebidas con cafeína y sodas o bebidas dulces.

ENDULZANTES: azúcar morena refinada, miel, miel de maple, jarabe de maíz de alta fructosa y jugo de caña de azúcar evaporado.

CONDIMENTOS: salsa de tomate (cátsup), relish, chutney, salsa BBQ, salsa teriyaki, goma de mascar o mentas para refrescar el aliento.

Lee los ingredientes de las etiquetas de tus alimentos cuidadosamente al hacer tus compras. Puede que resulte un poco abrumador al principio, pero esto se convierte en un hábito saludable bastante rápido una vez que le tomas la mano. Al encontrar nuevos sabores, con estas recetas, descubrirás que comer saludable es delicioso y amarás cada parte del proceso.

Elimina todos los productos lácteos. Evita los que estén hechos con caseína (la proteína de la leche), como ciertas marcas de soya o queso de arroz. La caseína, el caseinato y el suero de leche son productos lácteos.

Elimina las carnes grasosas. Solo están permitidas las pequeñas cantidades de caza silvestre y cortes sin grasa de cordero y búfalo. Escoge en su mayor parte pollo, pavo y pez de aguas frías si no eres alérgico o intolerante a ninguna de estas comidas. Selecciona los productos orgánicos, de granja y alimentados de pasto cuando sea posible.

Elimina las comidas que contengan gluten o aquellas que sean preparados con el. El gluten es una mezcla de proteínas encontradas en el trigo, la espelta, el kamut, el centeno, el triticale y la cebada. Aunque las avenas y el maíz son libres de gluten, muchas veces están contaminadas con gluten en su producción. Omite estos productos, salvo que estos sean libres de gluten (TACC), especialmente si eres celíac@ o sospechas serlo. El arroz, el mijo, el alforfón, la quinua, el amaranto, teff, harina de frijol o de garbanzo, tapioca, yuca, casava y arrurruz son ejemplos de comidas libres de gluten que pueden ser muy apetecidas.

TOMA POR LO MENOS DOS LITROS DE AGUA AL DÍA, PREFERIBLEMENTE FILTRADA.

Evita todas las bebidas que contengan alcohol, incluyendo la cerveza, el vino, el licor y productos sin receta como remedios para la tos y preparaciones herbales. Evita también las bebidas que contengan cafeína, incluyendo el café, té, bebidas energéticas y sodas. Elimina el café descafeinado y substitutos que sean hechos de granos que tengan gluten.

Evita comidas que contengan levadura o comidas que promuevan su crecimiento. Ejemplos: carnes frías, azúcares refinados, queso, condimentos preparados comercialmente, maní, vinagre y bebidas alcohólicas como la cerveza.

Para mantener tus niveles de azúcar en la sangre estables y saludables come proteína, carbohidratos y grasas en cada comida. Tu cuerpo necesita estos tres micronutrientes para curar, reparar y reconstruir sus bioquímicos funcionales y estructurales.

Cuando sea posible, selecciona productos frescos, orgánicos o cultivados localmente que estén en temporada. También, las comidas orgánicas congeladas son una segunda opción aceptable.

Consume frutas, pero no más de dos porciones al día. Mucha fruta puede hacer que tu azúcar en la sangre suba y cause que tu cuerpo se ponga más lento en el proceso de sanación y eliminación del exceso de grasas corporales. Esto es especialmente cierto para pacientes que tienen dificultad en mantener niveles de glucosa e insulina normales.

Por último, llevar un diario del proceso y pre-planear todas tus comidas, será de gran ayuda.

Consideraciones para empezar tu programa de limpieza

Cuando empiezas un programa de desintoxicación normalmente quieres saber a qué atenerte: "¿cómo me sentiré?", "¿qué sucederá cada semana?". Si bien hay una progresión natural que profundizaremos en el capítulo 3, cada persona tiene una experiencia un poco diferente. La desintoxicación es un proceso que elimina sustancias del organismo a las que nos hemos vuelto adictos desde pequeños y al principio puede haber un poco de ansiedad, pero te aseguro que si superas los primeros días y la primera semana en particular, ya habrás logrado la mayor parte del cambio.

Estos son algunos consejos para asegurar tu éxito en el programa:

1. Prepárate

Dedica un tiempo a repasar las guías que te brinda Cocina Healthy, entender el "por qué" de la desintoxicación y sus beneficios es importante para tu proceso, así como para el resto de tu vida. Aquí tienes unos consejos o "tips" que son geniales para poder prepararse:

Si bien no existe el momento perfecto para empezar, asegúrate de estar en el entorno más favorable que puedas. Te recomiendo no hacer la limpieza durante tiempos en los que tienes mucho estrés en tu vida, una crisis, o en vacaciones cuando no dependerás del entorno que tienes en tu propia casa.

"¡Planea tu menú semanalmente! ¡Ve a hacer compras! Lee las etiquetas y busca recetas que puedan ser alternativas para tus comidas favoritas que son 'chatarra'. Cuando logres interiorizar tu cambio y no te sientas privad@ de la comida, podrás utilizar esa energía mental para aprender e intentar nuevas cosas durante esta experiencia de crecimiento."

2. Sigue adelante

El programa de limpieza cambia dramáticamente nuestro estilo de vida y nuestros hábitos alimenticios. El dejar de lado el alcohol, la cafeína y el azúcar puede ser un reto durante los primeros días.

Cuando sigues adelante, gradualmente irás experimentando más y más los beneficios de este plan; a medida que vas dándole apoyo a los caminos que sigue tu cuerpo durante la desintoxicación natural y te acercas a tu meta.

Lee todo. Sigue el plan detalladamente y prioriza tu alimentación ante todo lo demás por esos 21 días.

3. Haz la Pre-limpieza

La pre-limpieza es como el precalentamiento del cuerpo antes de ejercitarse. Cuando te lanzas muy rápido a hacer ejercicio puedes correr el riesgo de lastimarte un músculo y, en este caso, evitarás el shock físico y mental. Tómate 3 días antes de empezar el programa para poder hacer una transición a la dieta antiinflamatoria y remover la cafeína. Esta pre-limpieza sencilla le dará calidad a tu cuerpo para aislarlo y recibir el programa completo. En el capítulo 4, puedes profundizar en el proceso.

4. Toma una foto del antes y el después

No hay nada como ver qué tanto has cambiado. Una foto puede mostrarte los beneficios que el programa trae en términos de la apariencia física, como reducir la hinchazón, la pérdida de peso, lucir una piel más limpia, unos ojos más brillantes y disminuir la inflamación. Además, recordarás y atesorarás este inicio para siempre, te lo aseguro. Te dejo un testimonio de alguien que ha hecho este programa:

> *Tomé una foto antes de empezar porque quería ver si tendría cambios claros y visibles. ¡Y sí que los hubo! Perdí algo de peso y mi piel estaba mucho más limpia. Pero el beneficio real de tener la foto es que sirvió como un recordatorio para darme cuenta que tengo el poder de hacer verdaderos cambios a mi salud."*

5. Cada comida es un nuevo comienzo

Una forma inspiradora de recordarnos a nosotros mismos que no debemos preocuparnos si cometemos un error durante el programa es que cada comida es un nuevo comienzo. Muchas veces nuestras costumbres de salud se ven comprometidas por la sensación de pena y culpa, pero nosotros, tenemos el poder para volver a comprometernos con nuestra salud. Es cada día y con cada comida.

Sé paciente contigo. Utiliza los recursos valiosos que están disponibles en mi página de Internet cocinahealthy.com para poder aprender todo lo que puedas. No tengas miedo de tener tropiezos y no esperes al próximo lunes: cada comida es un nuevo comienzo, así como puedes volver a empezar en la siguiente mañana."

6. El cambio es posible

Si sientes que tu salud no está en donde te gustaría que estuviera, te motivo a que pruebes este programa y que analices qué actividades complementarían ese deseo para alcanzar tus objetivos. El cuerpo, en todos sus aspectos, como la mente, se entrena. Si lo has intentado, pero aún necesitas más apoyo, no dudes en contactarme y en agendar una cita.

Es posible cambiar hábitos, incluso aquellos que generan dependencia, como el consumo de azúcar, café o harinas refinadas. El cambio ocurre cuando comienzas a descubrir el placer y el verdadero sabor de una alimentación saludable.

7. Hazlo por ti

Cuando tomas la decisión de que vales lo suficiente para darte amor y cuidado, cosas increíbles pueden pasar. El programa de desintoxicación es una de las mejores herramientas para mejorar tu salud. La mejor parte es que, cuando empiezas a sentirte bien, tendrás más energía para contribuir a otros.

"Sigue este programa porque deseas hacerlo, no porque comer sano esté de moda. Recuerda que tú mereces tener una mente, cuerpo y espíritu limpios y saludables y que este es un camino increíble para poder lograrlo."

Tu cuerpo no te está fallando, te está pidiendo atención. Cuando te eliges a ti, comienzas a sanar todo lo que habías ignorado.

CAPÍTULO 2
ENTENDIENDO TU PROCESO

¿Cómo obtener el mayor provecho de tu programa?

1. Mantén tu mente abierta

Tu experiencia es únicamente tuya. Ábrete a los cambios que están pasando en tu cuerpo y recíbelos con abundancia. Recuerda e inspírate con los beneficios que puedes encontrar durante todo el programa.

2. Asegúrate de ir

Ten por lo menos una evacuación intestinal al día, lo ideal serían dos veces. Para poder avanzar en eso, consume comidas ricas en fibra. Aliméntate con vegetales verdes de hoja y frutas, toma jugos verdes y/o agua con limón.

Agrega a tus malteadas linaza molida o chía. Otra gran alternativa es psyllium molido, mezclado en 1/2 vaso de agua antes de ir a dormir. Esto ayudará a promover tu movimiento intestinal sin dolores.

3. Obtén apoyo

La vida no para mientras estás en un proceso de limpieza y sabemos que el compartir con tus amigos y familia es importante. Sin embargo, es mejor comentar lo que estás haciendo con otras personas para que recibas apoyo y comprensión sobre tu alimentación. Si te sientes mal, mejor lleva tu propia comida.

Entre más apoyo tengas, se hará mucho más fácil poder completar el programa y mantenerse saludable. Si aun así necesitas un apoyo profesional, agenda una cita conmigo o visita mi página web y redes sociales para inspirar tu cambio.

4. Toma fotos durante el proceso

Una foto del antes, durante y después te permite llevar un registro activo de tu cambio. Esta es una manera excelente para poder ver los resultados, inspirarte y recordar lo que has conseguido. Mantén a tus amigos y familia al día con el progreso que has logrado para que ellos puedan darte ese apoyo y motivación adicional. Comparte también tu proceso con otros en *@cocinahealthy*

5. Respeta el marco de 12 horas

La digestión es una de las funciones del cuerpo que más consumen energía. Si está constantemente ocupado con la digestión, tu cuerpo tendrá que poner la limpieza más profunda en espera.

Después de tomar una malteada o sopa en la noche, deja un marco de doce horas antes de consumir tu batido de la mañana. Si te tomas el batido de la noche a las 7 p.m. entonces tómate tu batido de la mañana a las 7 a.m. o después.

El cuerpo envía la señal de ponerse en modo de desintoxicación profunda aproximadamente ocho horas después de tu última comida. Después de esto, el cuerpo necesita otras cuatro horas para poder realizar la limpieza profunda.

*8 + 4 = 12 HORAS SON EL MARCO DE TIEMPO
DE LA CENA AL DESAYUNO.*

Si llenas tu estómago con comida tarde en la noche y luego vuelves a comer temprano en la mañana, tu cuerpo no está teniendo la oportunidad de poder limpiarse. Hacer el compromiso de cumplir con ese marco de doce horas te ayudará a obtener los mejores resultados de tu programa.

> *Nota: Está bien consumir agua o un té herbal durante el marco de doce horas*

6. Hidratación

Tomar suficiente agua es crucial para tu vida diaria y sobre todo para una desintoxicación. La mayoría de las personas que reportan problemas con dolor de cabeza, síntomas parecidos a influenza y fatiga general, tienden a estar deshidratados. La deshidratación fomenta que tengas antojos de dulce, por eso es muy importante que seas consciente de hidratarte todos los días.

Durante la desintoxicación, toma 8 onzas de agua cada hora. Esto le ayudará a tu cuerpo a sacar las toxinas.

Otro punto importante es que la deshidratación suele generar sensibilidad en tu inmunidad. Nuestras reacciones de histamina (alergias) tienden a salirse de control cuando estamos deshidratados, así que esta es una lección importante para la vida:

Después de la desintoxicación... continúa tomando mucha agua y hazlo parte de tu estilo de vida.

> *Nota: Té, café y sodas tienden a deshidratar, entonces necesitarás dos vasos de agua por cada taza de estos que tomes para poder empatar. La clave de oro aquí sería dejarlos por completo y, sobre todo, durante la desintoxicación.*

Sobre la pérdida y aumento de peso

La pérdida de peso generalmente ocurre durante este programa, pero este no es el enfoque. Cómo y cuándo ocurre la pérdida de peso puede variar para cada persona. Si tienes un cuerpo delgado tal vez no pierdas mucho, pero todos tus órganos van a estar limpios y recuperados.

Una de las mejores cosas que puedes hacer durante el programa es esconder la balanza hasta el final. Recuerda que la medida más precisa para lograr el éxito es cómo te sientes. En vez de enfocarte en los números de la balanza, es mejor concentrarse en tus niveles de energía, los patrones de tu sueño, tu digestión y eliminación, tu estado de ánimo y la claridad de tus pensamientos

Antojos y Meriendas

Durante el programa, tomar una merienda con comidas limpias como las moras, está permitido. Pero recuerda que el deseo repetitivo de querer comer algún snack es en realidad el deseo de querer cambiar cómo te estás sintiendo en ese momento específico. Esta es la clave de por qué tenemos antojos y entre más consciente seas del por qué, más fácil podrás volver a tu centro mental para superarlo. Entrénate. Antes de ir a agarrar una merienda o snack, asegúrate de que lo que estás sintiendo sea hambre verdadera y no ansiedad.

Emociones y comidas

Las personas pueden sentirse más emocionales de lo normal durante este programa. Esto es debido a que la limpieza no sólo afecta el cuerpo sino también la mente. Cuando estás haciendo el programa, es común soltar emociones como miedo, estrés y ansiedad. Cuando sientes un antojo o una descarga emocional, date un espacio de reflexión y sé amable contigo. No conviertas esto en algo que se trate de la comida y, por sobre todas las cosas, deja de culparte. Ve aún más profundo, pregúntate "¿por qué estoy sintiendo esto?". Te aseguro que encontrarás respuestas que cambiarán tu relación con tu comida y tu psique para siempre.

Ejercítate

Comienza el proceso con calma durante la primer semana y luego ponle atención a tu cuerpo. No te sobrepases y descansa más si lo necesitas. Empieza con algo suave como caminar, practicar yoga y haz ejercicio con el peso del cuerpo, como las sentadillas y las flexiones de pecho que pueden ser una gran adición a tu programa después de la primera semana.

Sobre los encuentros sociales

Si tienes una cena de negocios o una obligación social durante el programa, es posible que cambies el batido de la noche por una comida. Hazlo, pero no lo conviertas en un hábito. Tómate tu batido en la mañana, y durante el almuerzo y la cena (liviana), cómete lo habitual. Tu programa es más efectivo cuando tomas líquido, ya sea una malteada o una sopa.

Actividades para complementar tu programa
9 maneras para mejorar la limpieza y la desintoxicación

YOGA: El movimiento ligero ayuda a remover toxinas, activando el sistema linfático, haciéndote sudar y promoviendo el movimiento intestinal.

ALTERNA DUCHAS CALIENTES Y FRÍAS: Prende la ducha lo más caliente que puedas por un minuto y luego bájala a lo más frío. Repite esto 5-6 veces.

COLÓNICOS: La hidroterapia de colon puede ser muy beneficiosa en este programa, incluso aunque no estés muy estreñido. Puedes obtener colónicos dos o tres veces al año o como tu cuerpo y tus ingresos te lo permitan.

MASAJES: Se siente genial, descarga la tensión y promueve la circulación. Hazte masajes lo más frecuente que puedas. El movimiento ligero ayuda a remover toxinas, activando el sistema linfático, haciéndote sudar y promoviendo el movimiento intestinal.

MEDITACIÓN: Seguir tu respiración por 5 minutos cada día puede ayudar a reducir el estrés, mejorar la digestión y profundizar tu experiencia en el programa.

SAUNA INFRARROJO: Pasa 15 minutos al día en un sauna tanto como puedas durante este programa.

CEPILLADO CUTÁNEO: Utiliza un cepillo de cerdas naturales para mejorar la desintoxicación por medio de la piel. Acaricia tu piel con aceite de ajonjolí de manera circular por unos cuantos minutos cada día. Humecta después de esto utilizando aceite de coco.

ACUPUNTURA: Un enfoque único que puede mejorar y profundizar tu experiencia así como ayudar con tu calidad mental para seguir con el resto del proceso.

Mejora tu calidad de vida y condiciones de salud

¿Cómo saber si eres candidat@ para este programa de desintoxicación?

Sí, si estás expuesto a un medio ambiente tóxico.

Sí, si sientes que no estás lo suficientemente saludable y energético como deberías estar.

La siguiente página contiene una lista de los síntomas más comunes que los individuos pueden experimentar, así también como factores comunes.

Síntomas:

- Inmunidad pobre
- Rinitis alérgica y otras alergias
- Goteo pos-nasal
- Dolor de garganta crónica
- Dolores de cabeza, migrañas
- Hinchazón y ojeras abajo o al rededor de los ojos
- Piel reseca
- Acné
- Sarpullidos de piel
- Hinchazón del estómago
- Mala digestión
- Acidez estomacal, indigestión
- Estreñimiento
- Diarrea constante
- Mucosa en las heces
- Flatulencia excesiva, eructos
- Quistes crónicos
- Cansancio al caminar
- Fatiga excesiva
- Retención de líquidos en las extremidades
- Síntomas hormonales
- Candidiasis vaginal, irritaciones
- Dolores musculares
- Actuar exageradamente frente a situaciones

Factores:

• Anticonceptivos orales, terapia hormonal
• Medicamentos, drogas
• Antibióticos
• Exposición a químicos
• Consumo de alcohol
• Fumar
• Contaminación
• Estrés
• Cafeína (dos o más al día)
• Mala dieta (comida rápida, sin suficientes vegetales y frutas, frituras y comida grasosa)

CAPÍTULO 3
EL PROCESO DE DESINTOXICACIÓN

La realidad de tu cuerpo y la industria de los alimentos

El mundo ha cambiado. La comida solía ser más sencilla y nosotros mucho más activos. La vida cargaba menos estrés y teníamos mucha más exposición con el mundo natural. En el presente, las cosas son una locura. Con más de 72 millones de toneladas de químicos siendo desechados en el medio ambiente cada día, nuestros cuerpos están teniendo dificultad para poder lidiar con todo. Y es por esto que es tan necesaria la desintoxicación.

No es una moda, es una realidad que nuestros cuerpos están expuestos a innumerables químicos y sustancias que no saben cómo procesar. Esta carga es enorme e interrumpe el balance natural delicado de nuestra química interna.

Es por esto que muchas personas sufren de baja energía, dolores de cabeza, acidez, alergias y otros problemas tan "comunes". No lo son, lo que sucede es el desbalance es nuestra alimentación y el cuidado de nuestra propia salud.

¿Cómo se manifiesta esto en tu vida? Algunos comienzan a ganar peso "inexplicablemente", mientras otros desarrollan trastornos en la piel (aquí entran el estrés y la ansiedad), otros se enferman frecuentemente o no pueden dormir de noche (lo cual atenta contra nuestra capacidad inmune).

Es un círculo vicioso. Algo no está bien y lo sabemos. En verdad, todo atenta contra nuestra salud. Estamos rodeados de venenos y nos estamos ahogando con ellos mismos. De hecho, si miramos el incremento de casos de autismo, cáncer, diabetes, demencia y enfermedades autoinmunes, veremos que todas estas condiciones están aumentando en correlación directa con el incremento de manufacturación química. Los pesticidas y los herbicidas están por todos lados. El agua está contaminada de farmacéuticos. Nuestro aire está siendo sofocado por el humo de los combustibles fósiles.

¿Cómo podemos nosotros prevenirnos de todo esto?

EL PASO NÚMERO 1 SIEMPRE ES LA PREVENCIÓN.

No hay ninguna desintoxicación que funcione si estás constantemente volviendo a "intoxicarte". Esto implica limpiar las comidas que comemos, el aire que respiramos, el agua que tomamos y los productos que utilizamos en casa. Comprar productos orgánicos es importante, ya que implica también eliminar los detergentes y productos químicos de cuidados personales de tu vida. Esto, sumado a una buena alimentación, rejuvenecerá el tejido de tu piel naturalmente. Busca productos de limpieza y de cuidado personal veganos que son más responsables con la conciencia ambiental.

EL PASO NÚMERO 2 ES AYUDAR A TU CUERPO A DESINTOXICARSE

¿Qué le ocurre a tu cuerpo durante este proceso de limpieza de 21 días? Reduciendo los metales pesados de tu dieta, comenzará un proceso de dos fases. En la primera, darás un mayor apoyo a tu hígado e intestino para eliminar la chatarra y modular la inmunidad de tu cuerpo. En la segunda fase, depurarás completamente tu organismo para limpiarte y reiniciarte, finalizando luego con un detallado auto análisis en la reincorporación de alimentos. Entendiendo el "¿cómo?" y el "¿por qué?" de tus condiciones de salud con base en tu dieta, te ayudará a tomar mejores decisiones y habrás cambiado tu sistema para siempre. Mantenerte saludable es una cuestión de amor propio, te inspiras por tu cambio diario. Las recompensas inmediatas las verás en la mejoría de tu salud, pérdida de peso, más energía y una mente despejada. Es una cuestión de bienestar.

Alimentos controversiales

Hoy en día, las comidas rápidas y portátiles son la norma en la sociedad moderna. Aunque se trate de un pastel, un tubo de yogurt, una lata de refresco o una rebanada de queso envuelta en papel, muchas son las posibilidades de que ese producto esté procesado y contenga varios aditivos y químicos para preservar su vigencia. Estos son productos comestibles, muy diferente a la comida real que nos ofrece la naturaleza.

¿Sabías que estos productos comestibles son opciones inconvenientes, y que, por cierto, pueden venir con un riesgo?. Diversos aditivos y químicos de alimentos han mostrado efectos secundarios a largo plazo que van desde náuseas y dolores de cabeza a condiciones más serias, tales como el cáncer, el Alzheimer y la esclerosis múltiple 1.

Asegúrate de leer con cuidado las etiquetas de los ingredientes.

¡Consume más alimentos completos y al natural!

A continuación se muestra una lista de los 12 aditivos más penetrantes y perjudiciales y otras sustancias que se encuentran comúnmente en los alimentos procesados.

EDULCORANTES ARTIFICIALES

Los edulcorantes artificiales son una combinación de sustancias químicas que existe para hacer nuestros alimentos más dulces sin las calorías del azúcar. En los medios de comunicación se ha expuesto una larga lista de efectos secundarios relacionados con los edulcorantes artificiales, tales como dolores de cabeza, náuseas, ansiedad, depresión, demencia, erupciones en la piel, etc.

AZÚCAR REFINADA

La gente en los EE.UU. consume de 130 a 160 libras de azúcar por año. En otras palabras, estamos consumiendo media taza de azúcar al día y la mayoría de nosotros ni siquiera es consciente de ello. El alto consumo de azúcar y los correspondientes niveles elevados de insulina, pueden causar aumento de peso, distensión abdominal, fatiga, artritis, migraña, disminución de la función inmune, obesidad, caries y enfermedades cardiovasculares. También puede alterar la absorción de nutrientes, dando lugar a osteoporosis, depresión, síndrome pre-menstrual y estrés.

GLUTAMATO MONOSÓDICO (MSG)

El MSG es un común aditivo de comidas utilizado para mejorar el sabor de algunos alimentos. Verduras enlatadas, comidas congeladas, rápidas y sopas son sólo unos pocos productos que contienen glutamato monosódico. Muchas personas han experimentado una serie de efectos secundarios que van desde dolores de cabeza, picazón en la piel y mareos hasta problemas respiratorios, digestivos, circulatorios y coronarios.

COLORANTES ARTIFICIALES

Los colores azules, rojos, amarillos y verdes que comúnmente vemos en yogures, cereales y jugos no suelen provenir de fuentes naturales. De hecho, el colorante de alimentos es generalmente un producto químico sintético producido por los científicos para colorear los alimentos y aumentar el atractivo visual del producto. Muchos de ellos son derivados del alquitrán de carbón y pueden contener hasta 10 partes por millón de plomo y arsénico.

Los colorantes artificiales pueden causar reacciones alérgicas y aumentar la hiperactividad en los niños con problemas de atención.

HIDROXIANISOL BUTILADO (BHA) E HIDROXITOLUENO BUTILADO (BHT)

BHA y BHT son dos aditivos comúnmente utilizados en la industria alimentaria para evitar que los aceites se pongan rancios. Los estudios han demostrado que el BHA ha causado carcinógenos en el estómago en ensayos con ratones, hámsters y ratas. El Departamento de Salud y Servicios Humanos de Estados Unidos ha considerado el BHA como "posible carcinógeno humano." El BHT es un poco menos dañino que el BHA, pero aún debería ser reemplazado por alternativas más seguras.

NITRATO Y NITRITO DE SODIO

El nitrato y el nitrito de sodio son conservantes que se agregan a los productos cárnicos procesados que son todas las carnes frías para mejorar su color rojo y su sabor. Estos compuestos se transforman en agentes causantes de cáncer en el estómago llamados nitrosaminas. Los efectos secundarios notables incluyen dolores de cabeza, náuseas, vómitos y mareos.

OLESTRA (OLEAN)

La olestra es una grasa sintética que no es absorbida por el tracto digestivo y fue creada por la multinacional Procter & Gamble . Los efectos secundarios comúnmente causados por olestra incluyen diarrea, calambres abdominales, hinchazón, náuseas y vómitos. Olestra inhibe la absorción de algunas vitaminas y minerales.

ACEITE VEGETAL BROMADO (BVO)

El aceite vegetal bromado se utiliza para mantener en suspensión los aceites saborizantes agregados a bebidas no alcohólicas. Cuando se consume, se almacena en forma de grasa y con el tiempo se puede acumular. Este aditivo puede provocar problemas reproductivos y defectos de nacimiento. Se ha prohibido en 100 países. Es menos utilizado en aplicaciones modernas de alimentos.

CAFEÍNA

La cafeína es un estimulante adictivo que se encuentra en los refrescos, chicles, pastillas para adelgazar y analgésicos; se produce naturalmente en el café, el cacao y el té. La cafeína hace que el calcio se salga de los huesos, lo que puede conducir a la osteoporosis y al aumento de la infertilidad.

ACEITES VEGETALES PARCIALMENTE HIDROGENADOS

Los aceites parcialmente hidrogenados ocurren de la reacción de diferentes variedades de aceites con hidrógeno. Cuando esto pasa, el nivel de los aceites poliinsaturados (grasa buena) se reduce y se crean las grasas trans (grasa mala). Estos aceites se añaden a los productos para mejorar su apariencia y para que no se deterioren. Están asociados con enfermedades del corazón, cáncer de mama y de colon, aterosclerosis y colesterol elevado.

PESTICIDAS

Cada año más de 2 millones de libras de pesticidas son añadidas en nuestro suministro de alimentos. Eso es alrededor de 10 libras por persona al año. Muchos de los pesticidas utilizados en todo el mundo son cancerígenos. El consumo de plaguicidas se ha relacionado con defectos de nacimiento, daño a los nervios, cáncer y otros efectos que pueden ocurrir durante un largo período de tiempo.

ORGANISMOS GENÉTICAMENTE MODIFICADOS (GMOS POR SUS SIGLAS EN INGLÉS)

Los organismos genéticamente modificados (GMOs) son plantas o animales a los que se les ha modificado su ADN. En EE.UU, la mayoría de los productos como maíz, soja, algodón y otros cultivos de canola, son ahora modificados genéticamente y, uno o más de estos cultivos, se pueden encontrar en casi todos los alimentos procesados. Los organismos genéticamente modificados no han demostrado ser seguros y algunos estudios muestran que los mismos pueden disminuir la capacidad inmune a las enfermedades en las plantas, así como también en los seres humanos. También pueden causar resistencia a los antibióticos y podrían tener un impacto negativo sobre la correcta función genética. Las plantas que son genéticamente modificadas, con el fin de que sean resistentes a las enfermedades, pesticidas e insecticidas, pueden disminuir la necesidad de utilizar estos fuertes productos químicos. Pero, al contrario, pueden crear resistencia y, por lo tanto, requieren mayor cantidad de sustancias químicas que antes.

Conoce tu Sistema de Limpieza Natural

Cada célula de tu cuerpo es como una pequeña planta de producción que utiliza energía y produce, en su mayor parte, productos de desechos aciditos. Si éstos se acumulan, tus células se dañan y mueren. Este programa de desintoxicación apoya todos los sistemas de limpieza y eliminación poderosa de tu organismo.

En resumen, esto es lo que ocurre en cada uno de tus órganos:

PULMONES

Nuestros pulmones toman oxígeno y sueltan dióxido de carbono (CO2). CO2 es un desecho de combustión en las células y es cargado por los pulmones y disuelto en la sangre como ácido carbónico. Tener una actividad física durante el programa le ayudara a limpiarse.

SISTEMA LINFÁTICO

El sistema linfático carga desechos por medio de una serie de filtros, los nódulos linfáticos, en donde las células enfermas son desechadas y otras toxinas son neutralizadas.

HÍGADO

El hígado filtra la sangre y procesa los nutrientes para poder ser integrados por nuestro cuerpo apropiadamente. También neutraliza y elimina toxinas por medio de la bilis o las convierte en agua soluble para que los riñones puedan eliminarlas después.

INTESTINOS

Los intestinos digieren y absorben nutrientes y son portadores de billones de bacterias. Éstas tienen un papel muy importante en la eliminación del exceso de mucosa y toxinas. También hay un sistema nervioso que tiene tantas terminaciones nerviosas como tu cerebro y produce hasta el 80% de tu serotonina para estar feliz.

PIEL

La piel es el órgano más grande del cuerpo. Este respira, absorbe y suda. Estas son tres de las funciones que se asemejan a los pulmones, los intestinos y los riñones. Durante este programa, la piel tiene que trabajar bastante duro y se puede beneficiar de un cepillado y un sauna. También es una oportunidad para integrar tu bienestar hacia todo tu cuerpo.

RIÑONES

Nuestros riñones filtran la sangre constantemente, deshaciéndose de ácidos úricos y lácticos, pero también de urea, amoníaco y otras toxinas que se disuelven en agua. Tendrá una regeneración magnifica durante el programa.

Ahora, analizaremos en profundidad qué pasa durante tu limpieza

Desintoxicando el hígado

En este capítulo explicaremos brevemente desde la ciencia, como órganos vitales como el hígado pueden verse afectados por la exposición a sustancias químicas presentes en la industria moderna y en los alimentos procesados.

El hígado es unos de los órganos mas importantes de nuestro cuerpo. En las células de nuestro hígado hay mecanismos sofisticados que han evolucionado durante millones de años para poder romper sustancias tóxicas. Todas las drogas, químicos artificiales, pesticidas y hormonas son desglosados (metabolizados) por caminos de enzimas que se encuentran dentro de estas células.

Muchos de los químicos tóxicos que ingresan a nuestro cuerpo son solubles en grasa, lo que significa que sólo pueden disolverse en soluciones grasosas y no en agua. Esto hace que sea difícil para el cuerpo poder eliminarlos, ya que su alta afinidad por los tejidos y membranas de células grasas hace que las toxinas puedan ser guardadas durante años, las cuales pueden liberarse únicamente durante el ejercicio y el ayuno. Cuando liberas estas toxinas, pueden aparecer síntomas como dolores de cabeza, mala memoria, dolor de estómago, náuseas, fatiga, mareos y palpitaciones.

El mecanismo de defensa primario frente a las toxinas es nuestro hígado. Éste tiene dos mecanismos diseñados para convertir químicos solubles en grasa, en químicos solubles en agua y así tu cuerpo puede eliminarlos por medio de fluidos aguados como la bilis y la orina. Hay dos trayectorias principales de desintoxicación dentro de las células del hígado, que son llamadas las trayectorias de desintoxicación Fase 1 y Fase 2.

En este plan vas ayudar a limpiar el hígado con una mejor selección de comidas, plantas como el diente de león o el té de boldo, cúrcuma y con el suplemento cardo mariano (milk thistle).

En materia oncológica, se destaca la cúrcuma porque trabaja muy bien ayudando a la desintoxicación Fase 1 y Fase 2 simultáneamente. La curcumina el compuesto que le da a la cúrcuma su color amarillo, es interesante ya que inhibe proteínas, enzimas y moléculas que crean inflamación en el cuerpo. Este efecto puede ser de bastante utilidad para prevenir ciertos tipos de cáncer, colitis y Alzheimer. En resultados de estudios con la curcumina se ha visto como el benzopireno (encontrado en carnes a la parrilla), lo puede inhibir en el caso del cáncer en varios modelos animales. Parece ser que la curcumina ejerce actividad carcinogénica al bajar la activación de carcinógenos mientras incrementa la desintoxicación de los que ya están activados. La curcumina también ha mostrado poder inhibir el crecimiento de las células de cáncer. Ya que la mayoría de químicos que inducen el cáncer en el humo de cigarrillo solo son carcinogénicas durante el período de activación de la Fase 1 y la desintoxicación final es realizada por la Fase 2, la curcumina en la cúrcuma puede ayudar a prevenir los efectos causantes de cáncer por el tabaco.

FASE 1 – DESINTOXICACIÓN Y ENVEJECIMIENTO

En la Fase 1, el proceso de desintoxicación ocurre a través de la actividad de enzimas que ayudan al cuerpo a transformar sustancias tóxicas para que puedan ser eliminadas. Esta capacidad puede disminuir con el paso del tiempo.

Durante el programa se realizará un ajuste en la alimentación y el estilo de vida que ayudará a apoyar el proceso natural de limpieza del cuerpo.

Con el envejecimiento, el flujo sanguíneo hacia el hígado puede disminuir, haciendo más difícil que el organismo se desintoxique. A esto se suma la falta de actividad física, que afecta la buena circulación, junto con una nutrición inadecuada que suele observarse en adultos mayores.

Estos factores contribuyen a que la capacidad natural de desintoxicación del cuerpo disminuya.

FASE 2 – TRAYECTORIA DE DESINTOXICACIÓN

Esta fase es llamada la trayectoria de conjugación, en la cual las células del hígado añaden sustancias naturales (como cisteína, glicina y moléculas de azufre) a toxinas, drogas u otras sustancias dañinas acumuladas en el cuerpo para hacerlas menos perjudiciales.

Este proceso permite que estas toxinas o sustancias farmacéuticas se vuelvan solubles en agua, facilitando su eliminación a través de fluidos del cuerpo como la orina o la bilis.

Este proceso también puede apoyarse mediante el consumo de alimentos que contienen estos nutrientes.

Trayectorias de Fase 2 principales

Sustancias que apoyan la trayectoria de limpieza de la fase 2.

- Glutatión • Azufre • Glicina • Glucoronido conjugados

Por medio de la conjugación, el hígado puede convertir drogas, hormonas y varias toxinas en sustancias solubles en agua que pueden ser excretadas. Los xenobióticos y los metabolitos son sustancias químicas como plaguicidas o medicamentos, etc que individualmente toman una o dos trayectorias distintas en esta fase para ser eliminados. Hay algunas comidas que hacen un gran aporte en esta fase obteniendo buenos resultados de eliminación.

Comidas que contienen azufre y aminoácidos que estimulan la desintoxicación en la Fase 2

Para poder tener una desintoxicación eficiente en la Fase 2, el hígado requiere de aminoácidos que contengan azufre como la taurina y la cistina. Los nutrientes glicina, glutamina, glutatión, colina e inositol también son requeridos para poder tener una desintoxicación eficiente en la Fase 2. Estos los puedes obtener de varios alimentos o de suplementos por laboratorios responsables en su calidad de manufactura.

Los vegetales crucíferos (por ejemplo, el brócoli, el repollo, las coles de Bruselas, la coliflor, el ajo, las cebollas, los puerros y las chalotas) son buenas fuentes de compuestos de azufre natural para poder mejorar la desintoxicación de la Fase 2. Por este motivo, dichos alimentos realizan una acción limpiadora.

GLUTATIÓN-S-TRANFERASA

Glutatión-S-transferasa es una enzima relacionada con el glutatión, conocido como el antioxidante maestro presente en nuestras células. Es uno de los sistemas de protección más importantes del hígado. Puede agotarse debido a la exposición constante a toxinas o drogas que pasan por el hígado, así como por la falta de ejercicio o estados prolongados de ayuno o desnutrición.

Su abundancia ayuda a reducir la oxidación celular (envejecimiento) y a mantener la salud mitocondrial. Las reacciones de limpieza de la Fase 2, seguidas de la Fase 1, pueden actuar sobre algunas moléculas o directamente sobre toxinas y metabolitos para facilitar su eliminación.

El cuerpo puede apoyar este proceso a través de alimentos que favorecen la producción de glutatión, como aguacate, espárragos, brócoli, ajo y nueces.

SUSTRATOS DE TRAYECTORIA DE GLICINA

Los químicos salicilatos y benzoatos son compuestos tóxicos que se consumen en algunos productos comestibles y son desintoxicados primordialmente por medio de la glicina.

La glicina es un aminoácido natural que ayuda al organismo a procesar y eliminar estas sustancias. Los benzoatos están presentes en muchas sustancias de comidas y es utilizado bastante como un preservante en muchos alimentos. Muchas otras sustancias tóxicas son detoxificadas también por medio de la trayectoria de conjugación de glicina. Pacientes que sufren de una sobrecarga de xenobióticos y toxicidad ambiental puede que no tengan suficiente cantidad de glicina para poder lidiar con las toxinas que están cargando. Los xenobióticos son químicos como pesticidas, contaminantes o aditivos que el organismo debe de eliminar.

HIERBAS AGRIAS PARA MEJORAR LA DESINTOXICACIÓN DE FASE 1 Y 2

Las hierbas agrias o amargas son un pilar fundamental de la medicina herbal. Una serie de respuestas fisiológicas ocurren después de la estimulación de los receptores del sabor amargo en la lengua.

El sabor amargo estimula papilas gustativas ubicadas en la parte posterior de la lengua, lo que activa el sistema nervioso parasimpático y desencadena una serie de reflejos importantes para el proceso digestivo y la salud general.

ESPECÍFICAMENTE EN LA RELACIÓN CON LA DIGESTIÓN, LAS HIERBAS AGRIAS:

Sialogogos – estimulan la producción de saliva, ayudando a la digestión de los carbohidratos.

Orexogénicos – estimulan la producción de ácido hidroclórico, facilitando la digestión de proteínas.

Colagogos – estimulan el flujo de bilis, ayudando a la digestión de grasas.

La estimulación de los jugos digestivos provenientes de las glándulas exocrinas en la boca, estómago, páncreas, duodeno e hígado favorece la digestión, absorción y asimilación de los alimentos y nutrientes.

También puede producirse una estimulación leve de las actividades endocrinas, especialmente de las secreciones de insulina y glucagón a través de los islotes de Langerhans en el páncreas, por lo que estas hierbas han sido utilizadas como apoyo en el manejo de la diabetes no dependiente de insulina.

Al promover el flujo de bilis, las hierbas amargas también ayudan al hígado en su capacidad de desintoxicación. Puedes incorporar hierbas como diente de león, hojas de mostaza y arúgula en tus ensaladas.

Salud Intestinal

El intestino es la interfaz entre los mundos de afuera y adentro. Es donde el 70% de nuestra inmunidad se alinea para protegernos de invasores. Este es un sistema hermoso y elaborado que trabaja con una precisión increíble bajo condiciones normales. El gran reto en este mundo moderno es que nuestras células que se alinean en el tracto digestivo están bajo ataque constante de comidas, toxinas ambientales y antibióticos que consumimos.

El intestino está cubierto por millones de tentáculos que parecen pequeños dedos que llamamos "microvilli". Estas son como pelusas de tapetes que ayudan a incrementar la superficie y maximizar la absorción. Algunas comidas como el gluten dañan estas protuberancias parecidas a pequeños dedos y hacen que se desgasten. Esto restringe nuestra habilidad para absorber comida y nutrientes, además crea una condición llamada "fuga intestinal" que es cuando la envoltura de los intestinos se pone más permeable a sustancias que están flotando alrededor. El riesgo acá es que al otro lado de esta capa permeable está nuestro flujo de sangre que va a todas las partes de nuestro cuerpo. Si una partícula que no debe de estar ahí, aparece, nuestro sistema inmunológico saltará de inmediato a controlar. Así comienzan los desbalances del sistema inmune donde podría atacar en nuestra contra al no reconocer una partícula en su sistema.

Cuando nuestros cuerpos no reconocen una sustancia como "amiga", el sistema inmunológico tiende a crear un ataque diseñado para neutralizar al "invasor". Esto lleva a la inflamación, daño del tejido, a enfermedades autoinmunes y es algo que nos está haciendo a todos parar y mirar que nos pasa. Una vez que una sustancia extraña pasa por medio de una fuga intestinal y es acosada por el sistema inmunológico, el cuerpo va a tomar nota de lo que es y va a crear anticuerpos para esta sustancia. Puede ser pan, queso, tomates o pepinillos. No importa lo que sea. Grandes pedazos de tomate tienen que ser desglosados en el intestino antes de convertirse en nutrientes en la sangre. Cuando estos se fugan prematuramente, el cuerpo asigna anticuerpos para atacarlos y jamás parará de hacerlo. Después de un tiempo puede que empiece a confundir esta sustancia con otro tejido en el cuerpo y desarrolle lo que se llama reactividad cruzada. Un ejemplo común de esto es la sensibilidad al trigo. Gente con fugas intestinales que han desarrollado anticuerpo para el gluten, muchas veces su cuerpo confunde su propio tejido en la glándula de la tiroides por el gluten y empieza a atacarlo. Este ha mostrado ser el caso de tiroides de Hashimoto alrededor del mundo.

¿La solución? Lo que estás a punto de empezar en este recorrido nutricional. Arregla el intestino y detén o evita la fuga intestinal. Necesitamos identificar los detonantes que activan tu sistema inmune y limitar tu exposición a estos, pero no tendremos oportunidad si tienes fuga intestinal. Reparar este problema es nuestra primera parada para poder darle vuelta al curso de todo tipo de condiciones serias que pueden aparecer por este desorden.

LA IMPORTANCIA DE LOS MOVIMIENTOS INTESTINALES

La manera en la que el cuerpo se libera de toxinas es primordialmente por medio de los movimientos intestinales. Cuando hablamos de las fases de la desintoxicación del hígado, cuando hay sustancias sujetas, están sometidas a ser excretadas por los intestinos. Esto significa que tener entre 1-3 movimientos intestinales al día es esencial para establecer y mantener una buena salud. Durante la fase de limpieza, si estás teniendo problemas para poder tener movimientos intestinales, toma té de senna con semillas de linaza, cascara de psyllium disuelto en agua cuando lo necesites para darle un empujón a todo lo acumulado, también el zumo verde es un gran ayudante de movimiento intestinal. Si aún continúas teniendo problemas, enemas e hidroterapia de colon también pueden ser útiles. Los intestinos deben moverse o no habrá ninguna desintoxicación que podamos obtener.

MICROBIOMA Y SALUD

Una colonia saludable de bacterias en el intestino juega un papel muy importante en nuestra salud. Estas bacterias ayudan a modular el sistema inmunológico, combatir invasores, descomponer los alimentos y producir vitaminas del complejo B.

De hecho, existe más información genética en estas bacterias relacionada con la producción de proteínas y con el funcionamiento de nuestro organismo, incluso con aspectos de quiénes somos —es decir, cómo influyen en nuestras emociones, comportamientos y antojos—, algo que hace algunas décadas los científicos no habian sospechado o imaginado anteriormente.

Es verdaderamente una "telaraña de vida" de la cual somos parte, y apoyar esta red es fundamental para nuestra salud.

Esto puede lograrse mediante una dieta rica en prebióticos, que son alimentos ricos en fibra que no se digieren completamente y llegan al intestino grueso, donde sirven como alimento para nuestras bacterias beneficiosas.

La desintoxicación que estás a punto de empezar te ayudará a restablecer la salud de estas bacterias, pero este sólo es el comienzo. Todos nosotros necesitamos un estilo de vida que evite comidas que sean organismos genéticamente modificados, que son comúnmente rociados con pesticidas llamados "glifosatos". Se ha demostrado que matan nuestras buenas bacterias y permite que cepas dañinas puedan entrar y dominar.

Esto tiene implicaciones en nuestra salud, nuestra psiquis y nuestro mundo. La limpieza en la que estás a punto de embarcarte te va a cortar las comidas que alimentan a los bichos malos y te ayudará a darle apoyo a los buenos. De ahí, nosotros recomendamos una dieta rica en probióticos junto con algunas fibras prebióticas saludables. Consume probióticos para fortalecer tu salud.

Ya destacados los puntos anteriores de como sucede todo estos procesos limpiadores y regenerativos, entonces vamos a la raíz de este asunto para iniciar una desintoxicación gentil, deliciosa y satisfactoria.

Capítulo 4
DESINTOXICACIÓN DE RAÍZ

Tu cambio de vida empieza aquí!

En resumen, este programa consiste en tres etapas diseñadas para hacer esta experiencia lo más cómoda y efectiva posible.

PASO 1 Pre-Limpia | 3 Días

Enfocado en la eliminación. Se consumen sólo 3 comidas sólidas al día de los ingredientes limpios y permitidos. Esto te ayudara a disminuir todo lo que has consumido regularmente como café, gluten (harina de trigo), azúcar refinada y comidas procesadas. Ten en cuenta que puedes repetir esto siempre que te sientas pesada o después de festividades para volver a tu centro.

PASO 2 Programa de limpieza | 21 Días

Este plan de limpieza elimina todas las sustancias tóxicas de nuestro organismo, reinicia nuestro metabolismo y empodera todos sus sistemas de protección y rendimiento. Son 21 días para disfrutar de comidas limpias y deliciosas aprendiendo a tener una mejor relación entre tu cuerpo y la comida.

PASO 3 Re-introducción | 7 Días

Reintegramos alimentos y analizamos cómo nuestro cuerpo reacciona a ellos.

Depura tu organismo / Pre-Limpieza

Sugiero comenzar por elegir comidas y meriendas que estén dentro de la lista de alimentos aprobados en la dieta de eliminación por 3 a 5 días antes de empezar con la limpieza. Incluso, aunque hayamos llevado una dieta bastante limpia recientemente, entre más comida procesada como cafeína, alcohol y azúcar tengamos guardada, más inflamación experimentará nuestro cuerpo debido a la acumulación de mucosa y grasa. El lanzarnos a una limpieza sin haber tenido primero un período de pre-limpieza sólido puede que los síntomas de la desintoxicación sean más difíciles.

Una pre-limpieza en la dieta de eliminación nos permite reducir lentamente grandes sensibilidades a comidas y hacer una transición hacia eliminar café, azúcar y alcohol sin la presión de protocolo de limpieza. También nos dará la oportunidad de determinar cuáles son los alimentos en la dieta de eliminación que nosotros preferimos. Hacer un plan de acción es muy importante para poder hacer la experiencia más fácil. Ejemplo: Haz una lista de los ingredientes que necesitas del menú para hacer tus comidas siguiendo la receta.

Revisa en tu cocina si necesitas algunos elementos como, tazas y cucharas medidoras, licuadora, procesador de comidas o contenedores de vidrio.

Planear y organizar es clave para lograr tu plan con satisfacción.

La dieta de eliminación Detox

Los alimentos dietarios/funcionales que mencioné al comienzo del libro han sido de mucha ayuda para individuos que están expuestos a toxinas ambientales o comidas intolerables y desean mantener un buen nivel de energía, digestión sana, comodidad de las extremidades y una sensación de bienestar general. La dieta y comidas funcionales asociadas con el plan hipoalergénico apoyan la respuesta inflamatoria del cuerpo y son generalmente bien tolerados.

Se teoriza que la eliminación de ciertas comidas y la provisión de una dieta baja en glicémicos y rica en antioxidantes apoya la salud en general. Este plan va mucho más allá de una modificación dietética y trata mejor de obtener un resultado óptimo y saludable. Esto incorpora "batidos" de muy alta calidad, aprobados clínicamente, que son comidas funcionales y suplementos. Contienen ingredientes que la ciencia sugiere y que apoyan la salud de la composición y los mecanismos del cuerpo.

El comienzo de tu limpieza de dos semanas puede ser un reto, sin embargo, los esfuerzos van a dar frutos. Aunque tengas que evitar muchas comidas y bebidas a las cuales estás acostumbrado a comer a diario, lo más probable es que descubras sabores que deleiten tu paladar, así como texturas alrededor de las comidas alternas.

También disfrutarás de la conveniencia de los batidos de comidas funcionales y la variedad de sabores disponibles. Asegúrate de seguir cuidadosamente los consejos del proveedor de salud y consume tus batidos y suplementos como han sido recomendados. Si lo haces, estarás uniéndote a muchas personas que dicen sentirse mejor, tener más energía y verse más jóvenes y saludables.

Este plan debe ser utilizado bajo la supervisión de un proveedor medico o coach de salud y nutrición entrenado, siguiendo una evaluación comprendida de tus necesidades personales y, si es necesario, ajustes subsecuentes al plan básico. Tu respuesta a este plan es basada en la composición bioquímica de cada individuo, mejor dicho en mi experiencia con cada persona, un trabajo bio-individual, además de el historial médico y el estado de salud al momento de empezar. Si algún tipo de síntoma, que pueda causar problemas, empieza a aparecer utilizando este plan, se debe descontinuar la comida funcional o el suplemento y contactar a tu proveedor de salud para poder modificar tu guía. Contáctame si necesitas consulta personalizada.

Rutina diaria – Fase de eliminación detox (21 días)

DESAYUNO
Malteada o smoothie

- proteína vegana limpia (20 g)

- probiótico

- enzima digestiva

- cardo mariano / silimarina

ALMUERZO
Comida limpia (ver menú)

- enzima digestiva

- cardo mariano / silimarina

CENA
Sopa limpia o malteada

- enzima digestiva

Importante
Proteína vegana libre de azúcar, soya, maíz, gomas, suero de leche (whey) y aditivos.

Sigue esta estructura durante 21 días y permite que tu cuerpo recupere su equilibrio natural.

Al finalizar estos 21 días de eliminación detox, pasarás a la fase de reintroducción. Más adelante encontrarás un capítulo donde te guiaré en el proceso de integrar el cambio que has logrado.

Tips de organización de la cocina

Alista todos los ingredientes para preparar tus comidas los domingos y los miércoles. Los domingos, vas a cocinar para los lunes, martes y miércoles. Los miércoles, para las comidas de jueves y viernes. Si encuentras que tienes sobras, puedes utilizar los ingredientes para los almuerzos o las meriendas de los fines de semana. Date 2 horas para organizar todo.

Si tienes una programación muy ocupada y no cocinas mucho, preparar los ingredientes los domingos y los miércoles, es la mejor manera de asegurarte de que vas a comer comida saludable.

Alternativamente, si cocinas la cena en las tardes, puedes prepararte una porción adicional para que te sobre y utilizarla como almuerzo al día siguiente.

Preparando salsas y aderezos
Elige los aderezos y las salsas que quieres para la semana. Prepara tandas para usar repetidamente. Puedes duplicar o triplicar la receta para obtener más cantidad.

Guárdalo en contenedores en el refrigerador o congelador. Puedes tener comidas congeladas sin problema hasta por 2 meses y libres de químicos.

Preparando vegetales
- Elige los vegetales que te gustan y que quisieras usar en esa semana, incluyendo por lo menos 1 tipo de verdura de hoja verde. Por ejemplo- 1 pepino, 1 montón de rábanos, 1 caja de vegetales de hoja verde surtidos (kale, espinaca o arugula), 1 manojo de col rizada, 3 aguacates, 1 bolsa de semillas de girasol.

- Lava y seca los vegetales.

- Córtalos en pedazos de tu tamaño preferido.

- Si estás utilizando vegetales que deben ser ligeramente cocinados, como arvejas y calabacín, sigue las instrucciones de arriba y luego cocina los vegetales al vapor ligeramente por unos pocos minutos. Remueve del calor y déjalos enfriar.

- Coloca los vegetales en contenedores diferentes y guárdalos en el refrigerador. Vas a necesitar un contenedor diferente por cada tipo de vegetal.

- Los aguacates los cortas a la hora de comerlos, al igual que las semillas, dorarlas en una sartén a fuego medio sin dejarlas quemar.

Para vegetales de hoja verde, brotes y hierbas:
Estos vegetales se van a marchitar si están muy mojados. Es mejor comprar vegetales de hoja verde que hayan sido relavados para evitar que se marchiten.

Para mantener hierbas guardadas por más tiempo, asegúrate de que estén bien secas antes de cortarlas en trozos y guardarlas en contenedores en el refrigerador.

Para mantener los brotes guardados por más tiempo, nunca los laves hasta justo antes de consumirlos o antes de alistar un almuerzo (está bien mojarlos unas horas antes de comerlos en el almuerzo).

Preparando proteína
- Elige la proteína que quieres para el almuerzo. La porción ideal es del tamaño de la palma de tu mano.

- Sigue las instrucciones para preparar las diferentes opciones.

Componentes de un almuerzo:

- Proteína ética, ecológica, sostenible, saludable y de baja grasa.

- Vegetales, legumbres y hortalizas.

- Condimentos, aderezos o salsas.

Configuración de la cocina

HERRAMIENTAS BÁSICAS

TABLAS DE CORTAR

USOS
• Madera: protege la hoja del cuchillo, gracias al efecto de separación y cierre después del contacto.

• Bambú: igual que la madera, pero es respetuoso con el medio ambiente.

• Plástico: durable; además, no absorberá la humedad o los olores.

• Flexible para cortar cosas livianas.

MANTENIMIENTO
Limpiar a fondo después de su uso con agua caliente y jabón para evitar la transferencia de bacterias.

UTENSILIOS DE MADERA

• No conducen el calor.

• Lava tus utensilios de madera a mano.

• Nunca los dejes en remojo, ya que estimula el crecimiento de bacterias.

PINZAS

- No conducen el calor.

- Las pinzas con acción de resorte permanecen abiertas a menos que apliques algo de presión para cerrarlas.

- Algunas pueden bloquearse al estar cerradas para ser guardadas.

ESPÁTULAS

- Busca las que tengan mangos largos y sean resistentes al calor.

- Escoge las que estén hechas con un material que no dañe las superficies antiadherentes.

- Las espátulas perforadas permitirán drenar el exceso de líquido o de grasa de los alimentos.

EN CUANTO A LOS MATERIALES
Por razones de seguridad, de cocinar uniformemente y por eficiencia.

VIDRIO Y UTENSILIOS DE COCINA CON UNA CUBIERTA DE PORCELANA ESMALTADA

- Menos reactivo a los alimentos.

- El más fácil de limpiar.

HIERRO FUNDIDO

- Bueno para hacer panes de poca elaboración, panqueques y crêpes; no es recomendado para preparar sopas, potajes o alimentos ácidos que requieran una cocción prolongada.

ACERO INOXIDABLE

• Es un débil conductor del calor, a menos que esté compuesto de capas con un metal altamente conductor como el aluminio.

ALUMINIO ANODIZADO

Es tóxico para el medio ambiente; no se recomienda.

COBRE

Tiene excelente conductividad, aunque son generalmente costosos y puede requerir mantenimiento.

LA VERDAD ACERCA DE TEFLÓN

El teflón puede ser tóxico para los seres humanos, animales y para el medio ambiente. Si decides usar sartenes de teflón, sigue estas reglas para mantener tu seguridad:

NO LO UTILICES A ALTAS TEMPERATURAS

Sólo utiliza ollas de teflón a temperaturas medias y medias–bajas.

NO LO SEQUES CON EL CALOR

Esto puede provocar que las partículas tóxicas se desprendan, queden en el aire y puedan ser aspiradas y se incrusten en los pulmones. Siempre debes tener aceite o cualquier otro líquido en una sartén recubierta de teflón antes de calentarla.

EVITA RAYARLO

Si se raya una sartén recubierta de Teflón, deséchala para evitar que se desprendan los productos químicos que hay en ella y contaminen los alimentos. Utiliza siempre madera, silicio u otros utensilios sólidos cuando cocines en ollas y sartenes antiadherentes.

SIGUE LAS INSTRUCCIONES DEL FABRICANTE

Para su limpieza, con el fin de no dañar la superficie.

CESTAS DE VAPOR

USOS

• Cocina verduras rápidamente, dejando que las vitaminas solubles en agua de los alimentos permanezcan intactas.

¿QUÉ BUSCAR?

• Que tengan soportes de 1/2 pulgada o más.

• Una cesta plegable se adaptará a casi cualquier tamaño de olla y puede doblarse para guardarla.

• Las cestas de vapor esmaltadas son más fáciles de limpiar. Los alimentos ácidos pueden dejar una película de residuo en el acero inoxidable.

MANTENIMIENTO

Lavar a mano con un cepillo suave o meter en el lavavajillas.

CESTAS DE VAPOR DE BAMBÚ

USOS

• Se pueden cocinar múltiples platillos a la vez al apilar capas de bambú como bastidores.

• Sólo se requiere el uso de un quemador de la estufa y una sartén.

PARA CONSIDERAR

• El nivel más bajo de los bastidores apilados cocinará los alimentos más rápido que la parte superior; por lo que los alimentos que requieren más tiempo de cocción deben ser colocados en la parte inferior.

• Coloca los alimentos directamente en los separadores o sobre una hoja de lechuga o papel de pergamino.

FRASCOS DE VIDRIO

USOS

• Ideales para el almacenamiento de granos, nueces y legumbres secas.

• A diferencia del plástico, el vidrio no reacciona negativamente con los alimentos.

CONTENEDORES DE VIDRIO PARA ALMACENAR

BENEFICIOS

• No se mancharán, deformarán o absorberán olores.

• Pueden usarse en el horno, refrigerador o congelador.

• Las marcas de recipientes hechas a base de vidrio templado (con tratamiento térmico) son más resistentes que el vidrio normal y en caso de quebrarse, por lo general, se rompen en pequeños fragmentos en lugar de pedazos afilados.

COLADOR

USOS

• Para drenar pastas y enjuagar frutas y hortalizas frescas.

• También se puede utilizar como tazón de frutas y verduras; los orificios permitirán la circulación del aire.

PELADOR DE VERDURAS
USOS

• Para pelar la piel de los vegetales.

• Elimina las sustancias químicas que han sido rociadas sobre el producto.

TAZAS DE MEDIR

USOS

• Para medir granos, harinas, líquidos, etc. cuando se cocina siguiendo una receta.

RECOMENDADO

• Compra un juego de tazas de medir que venga con tazas de tamaños diferentes.

HERRAMIENTAS AVANZADAS

ACERO AFILADO O PIEDRA

USOS

• Afila tus cuchillos (son más seguros de usar).

LO QUE DEBES BUSCAR EN UN AFILADOR

• Hechos de cerámica, carburo de silicona o de acero estándar cubierto con polvo de diamante industrial.

• Con una longitud de al menos 10" de largo.

LO QUE DEBES BUSCAR EN UNA PIEDRA DE AFILAR

• Que tenga una longitud de por lo menos 6" de largo.

OLLA A PRESIÓN

USOS

• Cocina los alimentos hasta tres veces más rápido que los métodos convencionales de cocción y ahorra energía mientras lo hace.

• Conserva las vitaminas y nutrientes esenciales en los alimentos. Recomiendo la instant pot que es eléctrica, cocina sola automáticamente y muy segura.

¿QUÉ BUSCAR?

• Hecha de un material base de alta conductividad, tal como el aluminio.

• Con válvulas de muelle.

• Con ajustes de temperatura alta y baja para regular la cocción de alimentos.

CUCHILLOS

Estos ejemplares los pongo para darte recomendaciones si deseas mejorar tu cocina con elementos prácticos para cada uso. Pero un cuchillo de buen filo y que se ajuste a tu mano sera de gran utilidad.

CUCHILLO SANTOKU

• Para cualquier actividad como cortar, rebanar, picar verduras y carnes en la cocina.

• Es similar a un cuchillo de chef, pero más ligero y más pequeño con el borde recto.

CUCHILLO USUBA

• Tiene la hoja fina para cortar con precisión verduras firmes y otros alimentos.

• También sirve para cortes especializados como katsuramuki, que consiste en: hojas muy delgadas de vegetales que se unen para formar un cilindro.

CUCHILLO PARA FILETEAR

• Es flexible.

• Se utiliza para filetear y preparar el pescado.

CUCHILLO DE ESCISIÓN (DE CARNICERO)

• Es largo y tiene, por lo general, una hoja pesada rectangular para dividir o hender la carne y los huesos.

ACCESORIOS DE COCINA

PROCESADOR DE ALIMENTOS (ROBOT DE COCINA)

USOS

• Tritura, rebana, ralla, hace purés, muele, mezcla y pica alimentos con rapidez y eficiencia.

¿QUÉ BUSCAR?

• Modelos diseñados con el recipiente de plástico y con las hojas filosas encima de la base.

DESHIDRATADOR DE ALIMENTOS USOS

• Elimina la humedad de las carnes, frutas, verduras y legumbres para conservar sus nutrientes. Trabaja a temperaturas menores de 200 grados por eso mantiene los nutrientes intactos.

• Suele utilizarse para crear platos crudos o aperitivos como manzana casera o rueditas de banana, pasas, granola y galletas casi en crudo. Tu horno a una temperatura de 200 grados puede hacer un trabajo similar.

ARROCERA USOS

Cocina el arroz, quinoa, mijo y otros cereales de forma rápida y uniforme.

LICUADORA DE ALTA POTENCIA

USOS

• Realiza todas las funciones de una licuadora y un procesador de alimentos.

• Las cuchillas giratorias de alta potencia generan suficiente fricción y calor para cocinar sopas y vegetales.

• Es ideal para crear batidos de frutas y vegetales sin separar la fibra de los alimentos.

EXPRIMIDOR DE FRUTAS Y VEGETALES

USOS
• Separa la fibra de la pulpa de las frutas y verduras para hacer jugos.

La calidad de los alimentos importa

Si escoges comer animales, debes hacerlo de forma consciente porque en muchas ocasiones la manera en la que son criados es crítica y cruel. Para empezar, los animales merecen una vida digna y un buen trato. Muchas de las granjas de producción y ranchos de operación no lo hacen. Esto ha llevado a una cultura de abuso, negligencia y apatía hacia los animales y debería verse como un crimen. También la cría requiere otros esfuerzos o retos como lograr conseguir agua dulce. Así que si decides consumir animales, asegúrate que vengan de una fuente limpia, esto significa que sean animales que consuman pasto, que hayan vivido al aire libre, sin las restricciones que tienen los métodos de cultivo moderno. Animales alimentados con pasto tienen una composición más alta de grasas de Omega-3 y tienen una recarga más energética y saludable. La tortura es malvada, entonces no la apoyes. Cada animal que es alterado y maltratado al consumirse su corriente de energía alimenticia está basada en esa angustia y estrés que lleva el animal, eso es lo que comes y se convertirá en una parte de ti. Por eso hay comidas que te hacen sentir deprimido, cansado, irritado y ansioso.

Otra pieza importante en esta ecuación es la acumulación de toxinas en los tejidos. La mayoría de las personas en nuestra cultura se sienten tóxicas porque han consumido carnes tóxicas. Los animales cargan toxinas en sus tejidos y las carnes son tradicionalmente criadas con antibióticos y hormonas.

Muchos son alimentados con basura, aserrín y cualquier otra cosa que puede engordarlos para poder sacar más dinero. Si comemos esto, nos convertiremos en eso. Por este motivo, ciertas comidas están restringidas en la limpieza. Después de la limpieza, deberías sentirte mejor y tener una mente más clara. Esto se convierte en un momento estupendo para evaluar las comidas que consumimos y cortar el veneno que le ponemos a nuestro cuerpo.

La comida orgánica es la mejor elección y la forma de continuar adelante buscando la sabiduría de la granja. Es mucho más saludable para ti y comerla va a reducir la acumulación de tóxicos con los que tu cuerpo tiene que lidiar. Durante la desintoxicación te vas a sentir mejor. Haciéndolo, tu manera de vivir va a cambiar la forma en la que vez el mundo.

Cuando se trata de comprar productos orgánicos, puede ser difícil mantener los costos bajos. Utiliza la siguiente lista de Environmental Working Group para poder guiar tus compras.

Vegetales limpios con menos contaminación	Vegetales que se deben comprar siempre orgánicos
Espárragos	Calabacín
Aguacate	Col risada
Repollo	Manzanas
Melón	Céleri o apio
Cantalupo	Tomates
Maíz dulce	Pepinos
Berenjena	Uvas
Pomelo	Pimiento
Kiwi	Picante
Mango	Nectarinan (importadas)
Hongos	Durazno
Cebolla	Papa
Papaya	Espinaca
Piña	Fresas
Guisantes (congeladas)	Pimiento dulce
Papa dulce o batata	Hojas de berza

SUGERENCIAS DE SUBSTITUTOS DE AYUDA PARA TUS PROPIAS RECETAS:

Papas blancas	Coliflor, batatas/camote
Berenjenas	Champiñones
Pimentones	Apio, rábanos, calabacín
Tomates	Remolachas, zanahorias

Cómo lidiar con bajones de energía y antojos?

Si sientes que te empieza a dar hambre entre comidas, asegúrate de incluir una merienda que contenga proteína. Es importante comer proteína para poder prevenir que el azúcar en la sangre caiga. Además, te durará más tiempo y te mantendrá satisfecho hasta tu próxima comida.

Toma más agua y líquidos hidratantes. Algunas veces hidratarse es la clave para poder aumentar la energía a la mitad de tu día. Recomendamos tomar agua filtrada con zumo de limón fresco, jugos de vegetales o batidos verdes.

Es mejor comer fruta entre comidas. Ingerir una manzana o algunas moras son una merienda genial unos 20 a 30 minutos antes de una comida. La fruta es digerida mucho más rápido que otros alimentos que son más ricos en proteínas y grasas.

SNACKS E IDEAS PARA MERENDAR:
- Nueces nogales y manzana fresca cortada en trozos

- 2 a 3 onzas de lonchas de pavo o pollo (preferiblemente hecho en casa (o de marca limpias de ingredientes agregados como aditivos) más una manzana o pera de tamaño pequeño.

- Tallos de apio con guacamole, mantequilla de almendra o de cashew (anacardos) sin endulzantes.

- Puré de manzana sin endulzante con canela y almendras trituradas.

- Hoja de lechuga con pavo envuelto.

- Vegetales en rebanadas con humus.

- Un vaso de jugo de vegetales frescos + almendras enteras.

- Rebanadas de calabacín con un poco de tahini para untar.

- Salsa de aguacate hecha en casa con vegetales o tostaditas de arroz integral soplado.

MERIENDAS PARA TENER A LA MANO:

- Nueces orgánicas y crudas*

- Semillas orgánicas y crudas*

- Humus a base de semillas de girasol (o de garbanzo si comes granos y legumbres).

- Batidos de proteína.

Es preferible mojar las nueces y las semillas durante la noche antes de consumirlas al día. Mojar las semillas y las nueces incrementa la digestibilidad y ayuda a que el cuerpo pueda absorber apropiadamente los nutrientes que contiene. Simplemente, pon una manotada de nueces y/o semillas en un tazón y cúbrelas con agua filtrada. Deja que se mojen durante la noche y enjuágalas en la mañana. Empácalas para poder consumir como una merienda luego durante el día.

Capítulo 5
RECETAS DETOX

Lista de recetas

BATIDOS Y MALTEADAS

- Receta de Batido Básico
- Batido de Jengibre, Manzana y Vegetales Verdes
- Batido de Vegetales y Berries
- Leche de Almendras Hecha en Casa
- Licuado Barriga Feliz
- Jugo de la Diosa Verde
- Malteada de Calabaza
- Malteada de Chocofruta Digestivo
- Malteada Vibrante de Remolacha/Betabel
- Malteada de Nutela Lalalá
- Malteada de Chai y Coco
- Malteada Verde Energética
- Malteada de Coco Loco
- Malteada Placer de Canela
- Malteada de Frutos Rojos
- Malteada Dulce de Limón
- Malteada Pastel de Zanahoria
- Malteada Mujer Suprema - Súper Hombre

COMIDAS LIMPIAS

- Tazones de Almuerzo Sencillos
- Ensalada de Atún Sencilla
- Ensalada de Quinua y Frijol Negro
- Ensalada de Repollo

- Ensalada de Brotes
- Ensalada Súper Limpiadora de Vegetales Crucíferos y Hierbas
- Ensalada de Semillas y Germinados
- Ensalada de Pescado Blanco
- Ensalada de Taco de Pollo con Guacamole
- Guacamole Hecho en Casa
- Ensalada de Pollo al Curry Envuelto en Lechuga
- Pescado Rostizado o a la Parrilla
- Humus de Semillas de Girasol
- Batatas Horneadas a la Francesa
- Wraps de Lechuga con Paté de Eneldo
- Pollo Salteado o Asado con Salsa Chimichurri
- Mango con Pollo y Arroz Integral
- Espagueti o Pasta Corta de Arroz Integral
- Pasta Blanca con Pollo y Almendras
- Queso Vegano Casero
- Pasta con Pesto y Pescado Blanco
- Hamburguesas al Vapor con Champiñones y Encurtidos
- Curry de Vegetales y Coco
- Pizza de Masa de Coliflor, Queso Crema Vegano y Pesto
- Pescado Asado con Vegetales Verdes al Orégano, Tomillo y Ajo
- Imitación de Puré de Papa (Puré de Coliflor)
- Arroz de Pollo
- Puré de Batata con Pollo Marinado a las Hierbas
- Cebollas Rojas en Vinagre
- Tacos de Pescado
- Tacos de Cordero o Lentejas
- Pollo Agridulce con Verdes Mixtos
- Kebobs Kefta con Cordero/Búfalo/Pollo
- Pollo a la Perfección con Vegetales Rostizados
- Corvina Sobre Acelgas Salteadas y Cubiertas de Champiñones
- Burritos de Atún Envueltos en Hojas de Acelga o Lechugas
- Sazón de Pimienta-Limón
- Pescado de Tilapia o Corvina a la Pimienta de Limón

• Pato y Hongos Envueltos en Lechuga con Salsa de Marañones - Nuez de la India (Cashews)
• Salmón con Tomillo y Salsa de Puerro a la Coulis
• Albóndigas de Pavo Asiáticas
• Coulis de Puerro Libre de Gluten
• Rollitos de Pavo en Lechuga al Estilo Asiático

SOPAS

• Sopa de Coco Tailandesa
• Caldo de Huesos de Pollo o Carne
• Sopa de Champiñones
• Sopa Terciopelo Blanco
• Cazuela Cremosa de Espárragos y Puerro
• Sopa de Jengibre y Zanahoria
• Sopa Vegana Cremosa de Vegetales Verdes
• Cazuela de Zapallo
• Crema de Marañones (Nuez de la India)
• Sopa de Crema de Espinacas
• Sopa de Arvejas Verdes
• Sopa de Lentejas y Puerro
• Sopa de Brócoli
• Sopa Desintoxicante

ADEREZOS Y SALSAS

• Aceite de Cáñamo o Aderezo de Linaza
• Vinagreta Balsámica
• Tamari y Ajonjolí Simple
• Limón Simple
• Tahini con Limón
• Hierbas Frescas, Aceite de Oliva y Limón
• Queso Crema de Anacardos
• Vinagreta de Comino y Limón
• Condimento de Taco sin Pimientos

- Salsa Roja Marinara para Pastas Libres de Gluten
- Aderezo de Marañones (Cashew - Nuez de la India)
- Vinagreta Esencial
- Salsa de Chimichurri
- Salsa Pesto
- Salsa de Mango
- Vinagreta de Mostaza Dulce
- Sazón de Pimienta-Limón
- Aderezo Balsámico
- Salsa Ranch o Mayo Vegana
- Aderezo de Tahini con Jengibre
- Aderezo de Aguacate
- Aderezo de la Diosa Verde
- Aderezo Asiático
- Vinagreta de Manzana

BOCADILLOS Y POSTRES

- Trufas de Energía de Dátiles
- Poderoso Pudín de Semillas de Chía
- Botes de Pepino y Aguacate
- Queso de Marañones (Nuez de la India / Cashews)
- Yogurt de Coco
- Trufas de Proteína de Chocolate Vegano

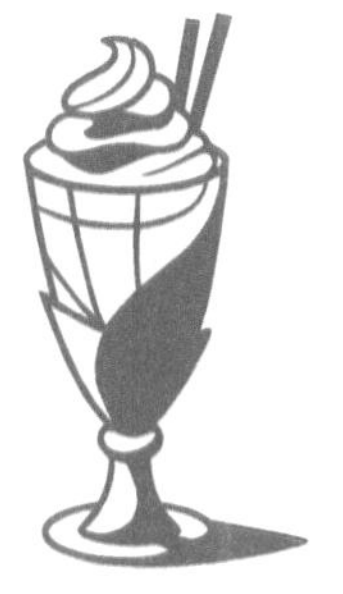

BATIDOS Y MALTEADAS

Receta de Batido Básico

¿Cómo hacer un batido?

Aprende a hacer tu propio batido o malteada paso a paso y a tu gusto.

INGREDIENTES

• 1 1/2 taza de líquido (leche de almendra o cualquier otro tipo de leche vegetal sin lactosa, agua de coco o leche de coco).

• 1 taza de fruta baja en glicémicos (arándanos azules, frambuesas, moras, duraznos, cerezas).

• 1 taza de vegetales de hoja verde (espinaca, kale, col rizada, acelga).

• 1/2 de un trozo de fruta más dulce (pera, piña o manzana). Opción.

• 1-3 cucharadas de grasas esenciales (mantequilla de nueces, semillas de cáñamo, mantequilla de semilla de girasol, anacardos (cahsews), nueces del nogal, pecanas, aceite de linaza o 1/4 trozo de aguacate)

• Proteína vegana sin azúcar, clara de huevo y sin soya.

• 1 cucharada de fibra de linaza en polvo o semillas de chía.

• Súper alimento de tu elección (tú escoges):

• ½ cucharadita de espirulina

• 1 cucharadita de polen de abeja

• 1 cucharadita de maca

• - 1-2 cucharadas de chocolate oscuro en polvo sin azúcar ni leche.

• 6 gotas de estevia liquida o al gusto para darle más sabor.

• Escoge los ingredientes que tengas disponibles o los que te gusten.

INSTRUCCIONES

• Mezclar todos los ingredientes hasta que tenga una consistencia suave y cremosa. Si esta muy espeso agrégale mas liquido.

Batido de Jengibre, Manzana y Vegetales Verdes

INGREDIENTES

- 1 manzana

- 1 a 2 tazas de espinaca

- 1 pedazo de una pulgada de raíz de jengibre

- 1 taza de líquido (leche de almendra o cualquier otro tipo de leche sin lactosa, agua de coco, leche de coco)

- ¼ taza de anacardos (cashews) crudos

- Proteína de vainilla vegana

- Gotas de estevia al gusto y un poco de hielo

INSTRUCCIONES

- Mezclar todos los ingredientes hasta que tenga una consistencia suave y cremosa.

Batido de Vegetales y Berries

INGREDIENTES

- 2 tazas de leche de almendras

- 1 taza de berries, frescas o congeladas (frambuesas o arándanos azules)

- 1 taza de espinaca o col rizada, cortada en trozos

- 3 cucharaditas de semillas de chía (para darle fibra y proteína extra)

- Proteína vegana

- 1 cucharada de mantequilla de almendra

INSTRUCCIONES

- Mezclar todos los ingredientes hasta que tenga una consistencia suave y cremosa.

Leche de Almendras Hecha en Casa

INGREDIENTES

- 1 taza de almendras remojadas durante la noche

- 5 tazas de agua

- Bolsa de colar de nueces o una estopilla

- Para endulzar, 2 dátiles, ciruelas o unas cuantas gotas de estevia

- Opcionales: 1 cdta de extracto de vainilla y/o especias: canela, cardamomo, jengibre en polvo o chocolate en polvo libre de azúcar.

INSTRUCCIONES

- Remojar las almendras durante la noche en un tazón cubiertas con agua.

- En la mañana colar el líquido de las almendras.

- Batir junto con 5 tazas de agua fresca a una velocidad alta con una licuadora (Vitamix o Blendtec).

- Colar utilizando una bolsa para leche de nueces o una estopilla. Guardar la pulpa para utilizarla en productos horneados (como harina de almendra).

TIP

Esto va a mantenerse sin dañarse por 3 a 4 días.

Licuado Barriga Feliz

Este jugo es ideal para consumir en las mañanas en ayunas antes de tu malteada favorita. Es un licuado que elimina, remueve y depura los excesos de comidas del estómago, pone todo "a moverse", limpiando los intestinos. Mejora la digestión, además de ayudar al hígado a eliminar bilis. Combate la acidez estomacal y remueve grasas saturadas.

¡Mi receta es realmente deliciosa, muy lejos de saber a un remedio! Disfruta las bondades de este jugo depurador y haz feliz a tu barriga.

INGREDIENTES:

- ½ taza de cristales de sábila fresca (sácale la carne cristalina a la hoja de la sábila tan cerca de la piel como puedas, elimina su cáscara o piel verde amarga)

- 1 ½ taza de agua de coco fresca o agua natural

- 1 limón completo pelado sin cáscara y partido en dos

- 1 taza de espinaca orgánica

- ½ taza de menta o hierbabuena fresca

- ¼ taza de piña troceada

- ½ cucharadita de jengibre fresco finamente picado o ¼ cdita. en polvo

- 12 a 15 gotas de estevia

- 1/3 taza de hielo o al gusto

INSTRUCCIONES:

- Licuar todos los ingredientes hasta que estén bien triturados y beber inmediatamente. Barriga feliz.

Juego de la Diosa Verde

INGREDIENTES

- 2 tazas de leche de almendras o de coco sin azúcar

- 1 porción de proteína vegana en polvo de vainilla

- 2 cucharadas de clorofila líquida

- 1 taza de espinaca orgánica

- 1 taza de hortalizas verdes orgánicas, como espinaca y col rizada tipo kale

- ½ manzana verde

- ¼ taza de mango maduro cortado

- Zumo de 2 limones

- 1 cucharada de chía

- ¼ trozo de aguacate

- Estevia líquida, 8 gotas o al gusto

- Hielo al gusto

INSTRUCCIONES

- Licuar todos los ingredientes.

Malteada de Calabaza

INGREDIENTES

- ¾ taza de calabaza cocida previamente

- 2 tazas de leche de almendra orgánica sin azúcar (o tu favorita)

- ½ cucharadita de canela

- ¼ cucharadita de nuez moscada (opcional)

- 1/2 cucharadita de jengibre fresco finamente picado o ¼ cdta en polvo

- ½ cucharadita de extracto de vainilla natural (no artificial)

- Estevia líquida al gusto (de 6 a 8 gotas)

- Opcional - 1 manojo pequeño de nueces pecanas o almendras crudas.

- 1 porción de proteína vegana en polvo de vainilla

- 1/2 cucharada de chía

- Estevia líquida 8 gotas

- 1 cucharadita de Maca (opcional, pero queda muy bien con esta malteada y aumentará tu energía en la mañana)

INSTRUCCIONES

- Poner todos los ingredientes en la licuadora hasta que quede suave, ligero y cremoso. Si la calabaza o la leche de almendras no está fría, puedes adicionar media taza de hielo y te quedará como frappe. También puedes añadir un poco de agua o leche si tu batido está muy espeso. Cubre la cima del batido con canela espolvoreada. Ideal para una cena completa en nutrientes, rápida y fácil. Si están en la temporada de invierno, puedes calentar esta malteada cremosa y será espectacular también.

Malteada de Chocofruta Digestivo

INGREDIENTES

- 2 tazas de leche de almendras o de coco sin azúcar

- 1 taza de fresas orgánicas congeladas. Si no consigues orgánicas no las uses, cámbialas por arándanos azules o agraz

- 1 cucharadita de cacao en polvo libre de azúcar

- ¼ cucharadita de canela

- 1 porción de proteína vegana en polvo de vainilla

- 1 cucharada de chía

- ½ cucharadita de jengibre fresco finamente picado o ¼ cucharadita en polvo

- 1 cucharada de mantequilla de almendras

- ¼ cucharadita de estevia u 8 gotitas

- Una pizca de sal marina

- Hielo al gusto

INSTRUCCIONES

- ¡Licuar y disfrutar!

Malteada Vibrante de Remolacha/ Betabel

INGREDIENTES

- ½ taza de remolacha o 1 mediana, cocida hasta que esté suave, pelada y cortada en trozos

- ½ taza de moras orgánicas

- ½ taza de espinaca orgánica

- ½ pepino pelado y cortado en trozos

- Jugo de 1 limón grande o 2 limones pequeños

- 2 tazas de leche de almendras o de coco (sin azúcar)

- 1 porción de proteína vegana en polvo de vainilla

- 1 cucharada de chía

- ¼ cucharadita de estevia u 8 gotitas a tu gusto

- ½ taza de hielo

INSTRUCCIONES

- Poner todos los ingredientes en una licuadora hasta lograr una preparación de color rojo vibrante. Colar el batido para eliminar las semillas trituradas. (Nota: Si usas las moras congeladas, elimina el hielo). Tómala inmediatamente. Es ideal para bajar el colesterol, depurar el hígado y limpiar la sangre.

Malteada de Nutela Lalalá

INGREDIENTES

- 2 tazas de leche de coco o almendras sin azúcar

- 2 cucharadas de cacao en polvo 100% puro sin azúcar

- 1 cucharada de extracto de vainilla natural

- 1 dátil o ciruela sin semilla (pepa) también puedes usar 1 higo seco

- - ¼ taza de avellanas crudas (opcional), sustituto marañones/ nuez de la india. (cashews)

- 2 cucharadas de mantequilla de almendras

- 1 cucharadita de maca

- 4 o 5 gotas de estevia o al gusto

- 1 porción de proteína vegana en polvo de vainilla o chocolate

- 1 cucharada de chía

- Hielo al gusto

INSTRUCCIONES

- ¡Licuar todos los ingredientes hasta que esté ligeramente cremoso!

Uuh lalala!

Malteada de Chai y Coco

INGREDIENTES

- 2 tazas de leche de coco o almendras sin azúcar

- ½ cucharadita de extracto de vainilla natural

- ½ cucharadita de jengibre en polvo

- ½ cucharadita de canela • una pizca de nuez moscada (opcional) - 2 cucharadas de mantequilla de almendras

- ¼ taza de coco rallado fresco o deshidratado sin azúcar

- 1 cucharadita de maca

- 1 ciruela o dátil sin semilla

- 5 gotas de estevia o al gusto.

- 1 porción de proteína vegana en polvo de vainilla

- ½ cucharada de linaza molida o en semillas

- Hielo al gusto

INSTRUCCIONES

- ¡Licuar los ingredientes hasta que esté ligeramente suave y cremoso! Si te gusta el sabor tropical del coco, esta malteada te va a encantar. Grasa ideal para la piel y ayuda a bajar los antojos de azúcar.

- *Puedes bajar o subir la cantidad de las especies aromáticas a tu gusto, pero si te agradan estos sabores esta fórmula es magnífica. Hará bajar el colesterol, depurar el hígado y limpiar la sangre.

Malteada Verde Energética

INGREDIENTES

- 1 pepino sin semillas y rebanado

- 3 tazas de espinaca cruda

- 1 taza de té verde orgánico previamente preparado

- ½ taza de agua fresca

- ½ manzana verde

- ½ taza de duraznos cortados

- Jugo de un limón grande

- 2 cucharadas de clorofila en líquido

- -½ cucharadita de jengibre fresco finamente picado o ¼ cucharadita en polvo

- 1 porción de proteína vegana en polvo de vainilla

- 1 cucharada de chía

- 5 gotas de estevia o al gusto

- Hielo al gusto.

INSTRUCCIONES

- Licuar todo muy bien. Disfruta, limpia y llénate de energía.

Malteada de Coco Loco

INGREDIENTES

• 2 tazas de agua de coco fresca (si la compras en caja, asegúrate que su contenido sea únicamente agua de coco y ácido cítrico como preservativo)

• ½ taza de coco rallado fresco o deshidratado sin azúcar

• 1 cucharada de mantequilla de almendra

• ½ cucharadita de extracto de vainilla natural

• 1 ciruela o 1 dátil sin semilla

• 5 gotas de estevia o al gusto

• 1 porción de proteína vegana en polvo de vainilla

• 1 cucharadita de maca

• Pizca de sal marina

• 1 cucharada de chía

• Hielo al gusto

INSTRUCCIONES

• ¡Licuar todos los ingredientes! Ponle encima un poco de canela.

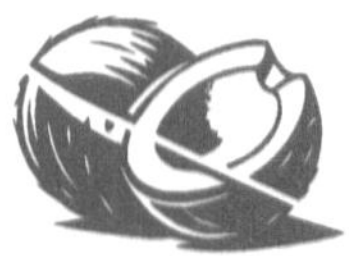

Malteada Placer de Canela

¡Este es un gustico delicioso, sin nada de culpa, en un vaso! ¡Es un jugo delicioso, rico en nutrientes y completo en proteína, con un perfecto toque de sabor! Trabaja muy bien para calmar los antojos de dulce, regula el azúcar en la sangre y quema grasa mientras activas tu circulación.

INGREDIENTES

- 1/3 taza de almendras (remojadas desde la noche anterior o la opción de 1 1/2 taza de leche de almendras sin azúcar)

- 1 1/2 taza de agua de coco natural o agua filtrada

- 1 pizca de sal marina

- 1/2 cucharadita de canela en polvo

- 3 cucharadas de nueces pecanas o marañones/nuez de la India (cashews)

- 3 cucharadas de mantequilla de almendras

- 1 ciruela o dátil

- 8 gotas de estevia o al gusto

- 1 cucharadita de maca

- 1 porción de proteína vegana en polvo de vainilla

- 1 cucharada de linaza molida o en semillas

INSTRUCCIONES

- ¡Licuar todos los ingredientes hasta que estén suaves y cremosos!

Malteada de Frutos Rojos

INGREDIENTES

- 2 tazas de leche de almendras o coco sin azúcar.

- 1 porción de proteína vegana en polvo de vainilla.

- 2 tazas mezcladas de moras y arándanos azules/agraz orgánicas (frescas o congeladas).

- 1 cucharada de aceite de coco derretido o mantequilla de almendras.

- Un manojo o 1/3 taza de hojas frescas de menta o hierbabuena

- ½ cucharadita de jengibre fresco finamente picado o ¼ cucharadita en polvo.

- 8 gotas de estevia líquida para endulzar.

- Hielo al gusto.

INSTRUCCIONES

- Licuar bien hasta que quede en su punto, cubrir con coco rallado a tu gusto. Esta bebida es magnífica para mejorar problemas de espasmos de colon (colitis).

Malteada Dulce de Limón

Esta malteada es cremosa, llena de nutrientes, ¡saciante y deliciosa!. Es Ideal para nutrir la piel y mejorar las molestias del tracto intestinal.

INGREDIENTES

- 2 tazas de agua de coco natural o leche de coco sin azúcar

- ½ aguacate hass deshuesado y en trozos

- Jugo de 2 limones jugosos

- ½ cucharadita de jengibre fresco finamente picado o ¼ cdta en polvo

- 1 porción de proteína vegana en polvo de vainilla

- 9 a 10 gotas de estevia líquida

- 1 cucharada de chía o semillas de linaza

- ½ taza de hielo o a tu gusto

INSTRUCCIONES

- Licuar muy bien todos los ingredientes. Si la ves muy espesa agrega 1/3 de taza más de agua de coco o leche de coco. Único y refrescante.

Malteada Pastel de Zanahoria

INGREDIENTES

- 2 tazas de leche de almendras

- 3 hojas de espinaca orgánica

- 1 ½ taza o 1 zanahoria grande cocida al vapor previamente

- 1 cucharada jugo de limón (½ limón)

- 1 cucharada de coco rallado fresco o deshidratado sin azúcar

- 2 cucharadas de nueces pecanas o almendras crudas

- ½ cucharadita de jengibre fresco finamente picado o ¼ cucharadita en polvo

- 1 ciruela o dátil

- ¼ cucharadita de vainilla natural

- ½ cucharadita de canela

- ¼ cucharadita de cúrcuma en polvo

- ½ cucharadita de maca en polvo

- 1 porción de proteína vegana en polvo de vainilla

- 1 cucharada de linaza en semillas

- 8 a 9 gotas de estevia líquida o al gusto

- Hielo al gusto

INSTRUCCIONES

- Combinar todos los ingredientes en una licuadora hasta que estén ligeramente suaves. Si se pega remueve los lados un par de veces si es necesario y vuelve a licuar. Llévalo a un vaso largo y ponle una pizca de canela en polvo si lo deseas. Si lo ves algo espeso agrega un poco más de leche. Es una súper poderosa malteada, perfecta para el desayuno o la cena.

Malteada Mujer Suprema - Súper Hombre

INGREDIENTES

- 2 tazas de leche de almendra o de coco sin azúcar

- 1 taza de espinaca orgánica

- 1 cucharada de chocolate en polvo sin azúcar

- 1 cucharada de aceite de coco derretido

- 1 cucharada de mantequilla de almendra

- 1 cucharada de espirulina líquida o en polvo

- ½ cucharadita de vainilla natural

- 1 porción de proteína vegana en polvo de vainilla

- 1 cucharada de semillas de linaza o chía

- Hielo al gusto

INSTRUCCIONES

- Licuar bien todos los ingredientes. Ahora disfruta ser una mujer suprema o un súper hombre con esta deliciosa malteada.

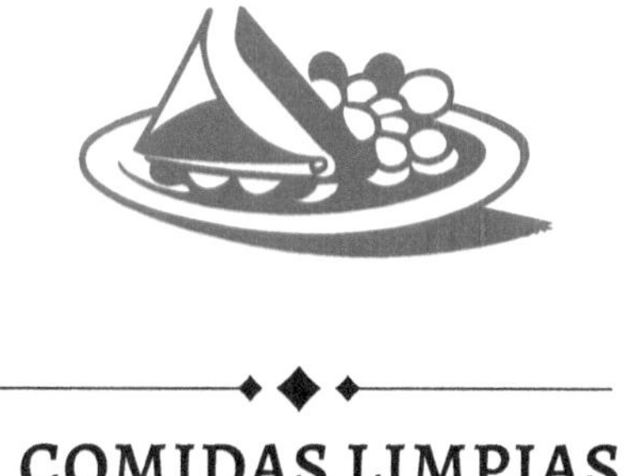

COMIDAS LIMPIAS

Crea y prepara tu comida favorita

Tazones de Almuerzo Sencillos

Crea tu propio plato o tazón de ensalada fácil y deliciosa paso a paso y a tu gusto!! Escoge una proteína animal o vegetal, escoge un tipo de nuez o semilla y finalmente, adereza tus ingredientes escogidos y disfruta.

Escoge de 3 a 5 ingredientes para organizar tu ensalada de los siguientes ingredientes.

INGREDIENTES

- Pepino

- Hortalizas verdes mixtas (kale, arugula, acelgas, hojas verdes del huerto)

- Lechugas en todas sus variedades

- Col risada o repollo picado

- Zanahoria rallada o en trozos pre-cocida

- Rábanos

- Espinaca orgánica

- Hinojo

- Aguacate

- Apio

- Cebolla

- Hongos

- Remolacha (rallada o en rebanadas finas y cocidas)

- Brotes de girasol

- Brotes de guisantes o alfalfa

- Vegetales rostizados – batatas (camote), calabaza, calabacín, cebolla roja, ajo (ver la sección sobre preparación de vegetales para la receta)

- Aceitunas

- Alcachofas

- Hierbas frescas: cilantro, perejil, albahaca, eneldo, estragón, etc.

Escoge tu proteína

- 1 pechuga de pollo orgánica

- -1 filete de salmón, trucha u otro tipo de pescado silvestre/ sostenible

- 1 porción de carne silvestre o sostenible/ético/orgánico (cordero, búfalo, pavo o bison.)

- 1 lata de atún ético/sostenible

- Veganos: Frijol negro, quinoa, hongos, garbanzo o lentejas.

Nueces/Semillas

- Semillas de calabaza

- Semillas de girasol

- Semillas de ajonjolí

- Semillas de cáñamo

- Almendras

- Nueces de nogal

- Pecanas

- Piñones

- Cashews (Anacardos)

INSTRUCCIONES

- Escoge tus vegetales de la lista anterior y un aderezo que verás más adelante en la próxima sección, mezcla todos los ingredientes que elegiste o prepáralos en un bowl espaciados.

… y voilá!

Ensalada de Atún Sencilla

INGREDIENTES

- 1 lata de atún sostenible/ético

- ⅛ de taza de cilantro cortado finamente

- ⅛ de taza de zanahoria rallada

- 2 cucharadas de cebolla larga picada

- ¼ de taza de aceitunas negras cortadas (opcional)

- Aderezo:

- 2 cucharadas de mostaza Dijon

- 2 cucharaditas de vinagre de cidra de manzana

- Zumo de un limón

- Sal marina al gusto

INSTRUCCIONES

- Mezclar cilantro, las zanahorias, las aceitunas y el resto de los ingredientes.

- Revuelve bien todos los ingredientes del aderezo. Combina todos los ingredientes en un tazón y mézclalos.

Ensalada de Quinua y Frijol Negro

INGREDIENTES

- 1 cebolla roja mediana cortada en cuadritos

- 1 taza de quinua

- 1 lata de frijoles negros orgánicos, drenados y enjuagados

- 1 montón de cebollines en rodajas (pedazos de ¼ de pulgada)

- 1/2 pepino picado

- 1 Taza de lechuga picada

- Aderezo:

- ½ taza de aceite de oliva

- ¼ taza de zumo de lima (±1 lima grande)

- 1 cucharadita de comino

- 2 cucharadas de cilantro fresco picado

- Sal y pimienta al gusto

INSTRUCCIONES

- Cortar la cebolla roja en cuadritos y enjuagarlas bien. Ponerlas en un tazón, cubrirlas con agua y guardarlas en el refrigerador hasta que se necesite.

- Preparar la quinua de acuerdo con las instrucciones del paquete. Cuando hayas terminado (incluyendo el tiempo de reposo recomendado después de cocinarlo), ponlas en un tazón grande. Ocasionalmente, revolver de nuevo para poder ayudar a que se enfríe.

- Mientras la quinua se está enfriando, drenar, enjuagar los frijoles y corta los cebollines.

- Volver a drenar la cebolla roja y enjuagar con agua fría de nuevo.

- Mezclar las cebollas rojas en cuadritos, los frijoles, los cebollines y el resto de los ingredientes junto con la quinua. Para el aderezo, combinar los ingredientes en una licuadora. Triturar hasta que el cilantro se mezcle completamente.

¡Agregar el aderezo, cubrir la ensalada y servir! Disfrútala.

Ensalada de Repollo

INGREDIENTES

- 2 tazas de repollo morado cortado finamente

- 1 taza de zanahoria rallada

- 1 taza de pepinos cortados en rodajas

- 3 cucharadas de vinagre de cidra de manzana

- 2 cucharadas de aceite de oliva

- ⅛ cucharadas de sal marina

- 2 cucharaditas de mostaza Dijon integral

- ½ taza de nueces o semillas de tu elección

INSTRUCCIONES

- Mezclar los ingredientes del aderezo.

- Mezclar el aderezo con la ensalada y rociar por encima nueces o semillas.

Ensalada de Brotes

INGREDIENTES

- 1 taza de brotes de girasol o alfalfa

- 2 tazas de espinaca

- ½ taza de zanahoria rallada

- ½ taza de rábanos rallados

- 1 taza de repollo morado o verde rallado

- Una manotada grande de nueces o semillas remojadas de tu elección

INGREDIENTES DEL ADEREZO

- 3 cucharadas de aceite de cáñamo, aceite de linaza o aceite de oliva extra virgen

- 3 cucharadas de zumo de limón

- 1 cucharadas de tahini

- ⅛ cucharada de sal marina

- 1/2 cucharadita de jengibre rallado

- Agua pura, si es necesaria, para poder alcanzar la consistencia deseada

INSTRUCCIONES

- Combinar todos los ingredientes de la ensalada en un tazón grande y reservar.

- En un procesador mezclar todos los ingredientes del aderezo hasta que esté suave.

- Probar y ajustar los condimentos de tu preferencia. Verter sobre la ensalada. Servir.

Ensalada Súper Limpiadora de Vegetales Crucíferos y Hierbas

¡Esta ensalada es un platillo que ayuda a desintoxicar el cuerpo eficazmente!

INGREDIENTES

- 1 taza de brócoli, cortada finamente o procesada

- 1 taza de coliflor, cortada finamente o procesada

- 2 zanahorias cortadas finamente o procesadas

- ½ taza de nueces del nogal en trozos

- 1 limón exprimido

- 3 cucharaditas de aceite de oliva extra virgen

- ¼ cucharaditas de sal marina o sal de alga marina

INSTRUCCIONES

- En un procesador de comida o a mano, cortar finamente el brócoli, la coliflor y las zanahorias para que parezca todo como granos de arroz.

- Añadir las nueces del nogal y el perejil.

- Mezclar el jugo de limón, el aceite de oliva y la sal marina sobre la ensalada.

Ensalada de Semillas y Germinado

- Ingredientes

- 1 taza de brotes o germinados de girasol o alfalfa

- 2 tazas de espinacas tiernas

- ½ taza de zanahoria rallada

- ½ taza de rábanos rojos rallados

- 1 taza de repollo morado o verde bien picado

- Un puñado grande de nueces o semillas de girasol remojadas o de tu preferencia

- 1 filete de salmón a la plancha o en la parrilla.

- Aderezo:

- 4 cucharadas de linaza o aceite de oliva virgen extra

- 3 cucharadas de jugo de limón

- 2 cucharadas de tahini o mantequilla de ajonjolí (semillas de sésamo)

- ¼ cucharadita de sal marina

- 1 a 2 cucharaditas de jengibre rallado

- 1 diente pequeño de ajo o ¼ de cucharadita de ajo en polvo

- 1 aguacate en trozos

INSTRUCCIONES

- Remojar las semillas de girasol en agua caliente por 2 horas para tener una consistencia suave. Combinar todos los ingredientes de la ensalada en un tazón grande menos el salmón. Dejar a un lado. En un procesador mezclar los ingredientes del aderezo.

- Agregar un poquito de agua, si prefieres la textura ligera de vinagreta. Probar y ajustar los condimentos a tu gusto. Verter sobre la ensalada y mezclarla bien. Servir con salmón a la parrilla a un lado.

Ensalada de Pescado Blanco

Servir sobre tostadas de arroz o un pan que sea libre de gluten, huevo, soya y maíz. También sobre hojas grandes de lechuga o cualquier ensalada mixta.

INGREDIENTES

• 2 filetes de cualquier pescado blanco (pez halibut, bacalao, róbalo, merluza, dorada, etc.)

• ¼ taza de almendras trituradas (sustituto: nueces de nogal)

• 1/2 taza de cebolla cortadas en cuadritos

• 2 cucharaditas de sal marina (ahumada opcional)

• 1 cucharada de aceite de oliva y 1 limón

• Un chorro de leche de almendras o de arroz, lo suficiente para darle la consistencia adecuada.

• ¼ taza de ciruelas deshidratadas y picadas

• ¼ taza de alcaparras

• 2 puñados de lechuga picada

INSTRUCCIONES

• Asar o hacer al vapor el pescado hasta que esté completamente cocido (alrededor de 10 minutos, dependiendo de la fuente de calor). Esperar a que se enfríe. Remover la piel y amasar el pescado en un tazón con las almendras, las cebollas picadas, sal marina, aceite de oliva, las ciruelas y las alcaparras. Añadir suficiente leche de nueces o arroz, limón y aceite de oliva para darle a la ensalada de pescado blanco algo de consistencia. Sazonar bien con sal y pimienta al gusto.

• Puedes agregarle un poco de mayonesa ranch vegana para que quede cremosa. (Busca la receta en vinagretas). Servir inmediatamente sobre las tostadas de arroz con lechugas encima o mezclar las hortalizas verdes con pepino y el pescado para que se vuelva una ensalada. También lo puedes acompañar con 1 taza de arroz integral. Opcional: Si encuentras pan libre de harina de gluten (gluten está en la harina de trigo y centeno), libre de huevo, avena, soya y maíz, puedes hacerte un sándwich de pescado blanco!

Ensalada de Taco de Pollo con Guacamole

Chúpate los dedos con esta variación de tacos de pollo antiinflamatorios.

INGREDIENTES

- 1 calabacín

- 2 cucharadas de agua

- 3 cucharadas de aceite de oliva

- 1 cebolla amarilla, pelada y picada finamente

- 5 dientes de ajo, pelados y picados finamente

- 1 cucharada de jengibre fresco y picadito (pelado)

- 3 cucharadas de salsa de tamari o salsa amino cocos - libre de trigo y gluten.

- ¼ de taza de néctar de coco (opcional y al gusto)

- 1/8 taza de agua (puede que no se use toda)

- 1 cabeza de coliflor, finamente picada en cuadros muy pequeños - 1 cucharada de pimienta recién molida

- 2 cucharadas de páprika

- Un poco de pimienta de cayena

- 2 pechugas de pollo deshuesadas (cortadas en cuadritos de 1 pulgada lo más delgadas que se pueda)

- 2 a 3 tazas de lechugas picadas o enteras

- Guacamole (ver receta abajo)

INSTRUCCIONES

- Precalentar el horno a 450°F. Cortar el calabacín en tajadas de 1 pulgada (en círculos o anillos). Añadir la coliflor, con un chorro generoso de aceite de oliva, sal y pimienta al gusto como para que todo esté ligeramente cubierto y bien mezclado. Cubrir con papel aluminio y poner en el horno y cocinar por

15 minutos. Bajar la temperatura a 400°F y remover el papel aluminio por el resto del tiempo que tome para que los vegetales estén suaves.

• Para comenzar el resto del relleno del taco hay que asegurarse que la cebolla, el ajo y el jengibre estén pelados y picados finamente. En una sartén grande cocinar con el aceite revolviendo ocasionalmente para que se derritan y se vuelvan más blandos que dorados. Esto puede tomar 10 minutos en fuego bajo. Reservar.

• Batir la salsa de tamari, el néctar de coco y dos cucharadas de agua en un recipiente pequeño. Añadir agua, cubrir la sartén con una tapa y poner el pollo a cocinar por 15 minutos. Remover la tapa, agregar la mezcla de cebollas doradas y subir el fuego moviendo la mezcla hasta que los ingredientes empiecen a dorarse y se separen fácilmente (como la textura del relleno tradicional del taco). Agregar más agua si es necesario. Cuando todo esté bien cocinado y suave, remover del fuego y añadir la pimienta negra y la páprika ajustándolo a tu gusto.

Guacamole Hecho en Casa

INGREDIENTES

• 2 aguacates

• 1/2 cebolla roja, pelada y picada finamente

• Cilantro picado

• Zumo de 1 limón

• Picante al gusto (jalapeños picados o pimienta cayena)

• Sal marina

INSTRUCCIONES

• Hacer puré los aguacates y agregar el resto de los ingredientes en un recipiente y mezclar bien, ajustar la sazón. Conservar en un contenedor cubierto, con la pepa del aguacate en el balde para evitar que se ponga color café. Si cambia de color, agregar más limón y revolver. En una cama de lechugas, añadir unas tajadas de la mezcla de calabacín y coliflor y cubrir con el "relleno de pollo" y guacamole encima. También puedes usar las hojas de lechugas enteras para rellenarlas de la misma forma como si fueran tacos.

Ensalada de Pollo al Curry Envuelto en Lechuga

INGREDIENTES

- 1 manzana verde cortada en trozos pequeños

- 2 pechugas de pollo

- 1/3 taza de crema de coco (separar la crema del líquido en la lata de leche de coco con grasa entera)

- 1/2 cucharadita de vinagre de cidra de manzana

- 3 cucharaditas de curry

- 2 cucharadas de cebolla roja picada

- Sal + pimienta al gusto

- Lechuga batavia o romana

- Zanahorias en tiras (corte juliana) • Alfalfa (opcional)...

INSTRUCCIONES

- Asar o hervir las pechugas de pollo. Cuando se enfríen, cortar en cuadros medianos y dejar a un lado. En una licuadora o procesador de comidas, combinar la crema de coco, el vinagre y el curry. En un recipiente grande combinar el pollo, la manzana, las cebollas y la salsa de curry al gusto. Sazonar con sal y pimienta. Servir una cucharada o dos en las hojas de lechuga. Cubrir con zanahorias y alfalfa. Acompañar con arroz integral mezclado con semillas de ajonjolí tostado y...

¡ a disfrutar!

Pescado Rostizado a la Parrilla

INGREDIENTES

- ½ zumo de limón

- 2 cucharaditas de aceite para cocinar a temperaturas altas, derretido (aceite de coco)

- 1 filete de pescado de tu elección

- ⅛ cucharada de sal marina

- Opcional: 1 cucharadita de hierbas italianas secas (romero, perejil, orégano)

INSTRUCCIONES

- Precalentar el horno a 350 grados F, si estás utilizando una parrilla, precalentar la parrilla por 5 minutos.

- Mezclar el zumo de limón, la sal marina y las hierbas. Regarlas por encima del pescado.

- Rostizar u hornear por 10 a 12 minutos, dependiendo del tamaño del pescado.

Humus de Semillas de Girasol

INGREDIENTES

- ½ taza de semillas de girasol, remojadas por 4 a 6 horas

- 1 diente de ajo pequeño

- 3 cucharadas de tahini (mantequilla de ajonjolí)

- ⅛ cucharada de sal marina

- Zumo de un limón

- 3 cucharada de aceite de oliva extra virgen

- Una manotada de perejil fresco

- Agua, si es necesaria

INSTRUCCIONES

- Después de que las semillas de girasol hayan sido remojadas de 4 a 6 horas, estas se expandirán en tamaño. Mójalas con agua fresca.

- En un procesador o triturador de comida mezclar las semillas de girasol, el tahini, la sal marina, el limón, el aceite de oliva y el perejil. También puedes añadir cucharadas de agua para que la mezcla quede más ligera y así obtener la consistencia deseada.

- Este humus es un gran acompañante para comerlo con vegetales frescos en tus medias tardes.

Batatas Horneadas a la Francesa

INGREDIENTES

- 4 batatas medianas

- 2 tazas de agua fría con sal

- 4 cucharadas de mantequilla de coco o aceite de oliva

- ½ cucharadita de sal, opcional

INSTRUCCIONES

- Precalentar el horno a 450 grados Fahrenheit.

- Pelar las batatas y cortarlas a lo largo utilizando un cortador de papas a la francesa.

- En un tazón grande, mojar las batatas en agua fría con sal por una hora. Drenarlas y secarlas con una toalla de papel. Acomodar las batatas sobre una hoja para hornear y cubrirlas con mantequilla de coco derretida o aceite a elección.

- Hornear por 30 minutos o hasta que estén doradas. Voltearlas y hornearlas por otros 15 minutos o hasta que estén crujientes.

- Rociar un poco de sal y servir como acompañante.

Wraps de Lechuga con Paté de Eneldo

INGREDIENTES

- 1 taza de nueces tipo cashew remojadas desde el día anterior (marañones o nuez de la india)

- ½ taza de semillas de girasol remojadas por 8 horas

- 1/3 taza de apio en trozos

- ½ taza de zanahoria rallada

- 2 cucharadas de cebolla larga en trocitos

- ½ taza de eneldo

- ¼ cucharadita de sal marina

- 1 cucharada de zumo de limón o más al gusto

INSTRUCCIONES

- Mezclar todos los ingredientes en un procesador hasta obtener una textura suave.

INGREDIENTES PARA EL WRAP

- Hojas de lechuga Boston o mantequilla

- Brotes a elección: alfalfa, brócoli, trébol rojo, arveja, girasol...

- Rábanos

- Pepino: cortar en tiras largas

INSTRUCCIONES

- Tomar una hoja de lechuga, esparcir un poco del paté de eneldo y acomodar todos los vegetales encima. ¡Enrollar bien apretado y disfrutar!

Pollo Salteado o Asado con Salsa Chimichurri

Servir este platillo con una ensalada verde fresca y brócoli al vapor. ¡El chimichurri será un gran protagonista del sabor!

INGREDIENTES

- Pechugas de pollo deshuesadas
- 1 cucharada de tomillo seco o fresco
- ¼ de cucharadita de cúrcuma en polvo
- 1 cucharada de aceite de oliva
- Sal y pimienta para probar
- Salsa Chimichurri:
- 1 taza de perejil finamente picado
- 1/2 taza de albahaca finamente picada
- 2 dientes de ajo finamente picados
- Jugo de 2 limones pequeños
- 1 taza de aceite de oliva extra virgen
- Sal y pimienta al gusto

INSTRUCCIONES

- Mezclar bien el aceite y la cúrcuma hasta formar una pasta, marinar la pechuga de pollo con el resto de ingredientes. En una sartén incorporar una cucharada de aceite de aguacate y saltear la pechuga de pollo hasta que esté dorada sin dejar que se seque.

CHIMICHURRI

- Mezclar muy bien todos los ingredientes de la salsa y probar, luego ajustar si es necesario. Servir el pollo y espolvorear con salsa chimichurri.

Mango con Pollo y Arroz Integral

INGREDIENTES

- Aceite de coco

- 2 pechugas de pollo pequeñas, deshuesadas y sin piel, en cubos

- 1 cebolla pequeña, cortada en cubos

- ½ mango, cortado en cubos

- Jugo de medio limón

- 1 cucharada de vinagre de arroz

- 1 cucharada de néctar de coco

- Sal y pimienta para probar

- Pizca generosa de hojuelas de pimiento picante

- ¼ de taza de perejil fresco picado

- 2 tazas de arroz integral cocido previamente

INSTRUCCIONES

- Cubrir una sartén con aceite de coco y calentar a fuego medio-alto. Cuando la sartén esté caliente, agregar el pollo, espolvorear con sal y pimienta y cocinar por 5 minutos, luego voltear cada pieza para cocinar del otro lado. Agregar la cebolla y cocinar por 2-3 minutos hasta que esté dorada, luego agregar mango, jugo de limón, vinagre, hojuelas de pimiento picante y néctar de coco. Finalmente, agregar el arroz y el perejil.

Revolver y servir inmediatamente.

Espagueti o Pasta Corta de Arroz Integral

Cocinar la pasta libre de gluten siguiendo las instrucciones. Recomiendo lavarla con agua tibia para sacarle el exceso de almidón. Servir una porción y preparar pasta blanca y pollo o pasta con pesto y pescado blanco.

Les recomiendo buscar la pasta de arroz que es libre de gluten.

Pasta Blanca con Pollo y Almendras

INGREDIENTES

- ½ taza queso crema vegano

- 1 pechuga de pollo asada cortada en trozo

- 1 porción de pasta sin gluten cocida

INSTRUCCIONES

- Mezclar el queso crema vegano con un poco de agua de la cocción de la pasta, agregar un chorrito de aceite de oliva, el pollo y las almendras picadas. Sal y pimienta al gusto. Probar la sazón y a disfrutar.

Queso Vegano Casero

INGREDIENTES

- 1 ½ taza de marañones/nuez de la India (cashews) remojados desde el día anterior y crudos (sin tostar ni salar)

- 1/3 taza de agua

- 2 cucharaditas de jugo de limón recién exprimido

- ¼ cucharadita de ajo en polvo (opcional)

- 1/2 cucharadita de levadura nutricional (opcional) súper alimento que de sabor a queso.

- ½ cucharadita de sal marina fina o pimienta recién molida Rinde aproximadamente 1 ½ taza.

INSTRUCCIONES

- Colocar las nueces en un recipiente, cubrir con agua caliente y dejar reposar durante 2 horas. Escurrir las nueces y pasarlas a un procesador o licuadora. Agregar 1/3 taza de agua y el resto de los ingredientes. Mezclar hasta hacer puré o crema densa. Añadir un poco más de agua y licuar nuevamente para ajustar la consistencia, si es necesario. Verter en un recipiente, cubrir y dejar reposar en un lugar fresco durante 24 horas antes de meterlo en el refrigerador. Se conservará durante otros 5 días.

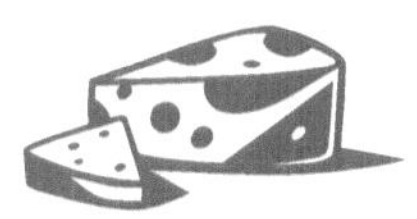

Pasta con Pesto y Pescado Blanco

INGREDIENTES

- 1 porción de pasta de arroz cocida y sin gluten

- ¼ taza de salsa pesto

- 1 filete de pescado blanco asado y troceado

- ½ aguacate en trozos

INSTRUCCIONES

- Mezclar todos los ingredientes, agregar un chorrito de aceite de oliva, el pescado y los trozos de aguacate. Sazonar con sal y pimienta al gusto.

PESTO

- Ingredientes

- 2 tazas de albahaca

- 1 taza de perejil

- ¼ taza de piñones o pistachos tostados en una sartén sin dejarlos quemar

- 1 diente de ajo

- ½ taza de aceite de oliva

- ¼ cucharadita de sal marina y pimienta negra o al gusto

INSTRUCCIONES

- Mezclar todos los ingredientes en un procesador de alimentos hasta que se mezclen y quede una salsa verde.

Hamburguesas al Vapor con Champiñones y Encurtidos

INGREDIENTES

- 1 libra de carne molida (puedes usar de cordero, pollo, pavo, búfalo o venado)

- 1 cucharada de mostaza Dijon

- ¼ taza de perejil seco o tomillo seco

- 5-8 champiñones (el que quieras)

- Hojas de lechuga

- Pepinillos encurtidos (opcional)

- Cebollas cortadas en rodajas medianas

- Latas de atún vacías

- Olla grande

- Canasta de vapor que entre en la olla o vaporizador

INSTRUCCIONES

- Poner la carne molida de tu preferencia, la mostaza y el perejil en un procesador hasta que todos los ingredientes estén bien combinados. En las latas de atún untarlas con un poco de aceite, colocar una pequeña porción de carne en forma de hamburguesa y ponerlos en la canasta de vapor sobre agua hirviendo y tapar la olla (las latas se pueden organizar en forma de pirámide, pero siempre dejando espacio para que el aire pueda fluir alrededor de cada lata). Esperar alrededor de 10 a 15 minutos e ir revisando si la carne ya está con un tenedor o cuchillo. Cortar los champiñones y las cebollas y saltearlos en aceite de oliva hasta que queden suaves y dorados. Agregar sal y pimienta al gusto.

- Removerlas del vapor. Cuando las hamburguesas estén listas, colar el exceso de líquido de cada lata (¡ten cuidado, el vapor y las latas están calientes!). Usar las hojas de lechuga como panes y organizar en capas los condimentos con la hamburguesa cocinada. Agregar los champiñones y las cebollas. Si decides ponerle los pepinillos encurtidos artesanalmente, tendrás las enzimas y la naturaleza viva de la comida fermentada que ayudará a la digestión de cualquier cosa cocinada con las carnes magras. No agregar salsa de tomate ni mayonesa, solo mostaza Dijon, limón y aceite de oliva.

Curry de Vegetales y Coco

INGREDIENTES

- 2 cucharas de aceite de coco

- 1 lata de leche de coco con grasa

- ⅛ cucharadita de sal marina

- 1 cucharada de azúcar de néctar del coco

- 2 cucharaditas de polvo de curry

- 2 porciones de pollo orgánico (opcional) si eres vegano usa hongos

- ½ taza de cilantro o albahaca

- 2 tazas de brócoli en trozos

- 1 taza de calabacín en trozos

- ½ taza de cebolla en trozos

- 1 taza de espinaca

- 1 pulgada de raíz de jengibre rallada

INSTRUCCIONES

- Saltear las cebollas, el jengibre y el polvo de curry en una sartén con aceite de coco por unos minutos. Añadir la leche de coco y el azúcar de coco.

- Agregar la proteína a elección. Añadir el calabacín y cocinar por varios minutos.

- Añadir el brócoli y la espinaca y cocinar por otro minuto. Remover del calor y rociar por encima el cilantro fresco.

Pizza de Masa de Coliflor, Queso Crema Vegano y Pesto

INGREDIENTES PARA LA MASA DE COLIFLOR

- 2 tazas de coliflor molida

- ¾ de taza de harina de almendras

- 2 huevos veganos: 2 cucharadas de linaza molida mezclada con 6 cucharadas de agua (dejar reposar 1 minuto)

- 1/4 cucharadita de sal marina

- 1 cucharadita de polvo de ajo

- 1 cucharadita de hierbas italianas secas (orégano, perejil y albahaca)

- Hongos y brócoli en trozos

INSTRUCCIONES PARA LA MASA

Precalentar el horno a 350 grados F. Cortar la coliflor en trozos pequeños. Añadirla en un procesador de comida con alta potencia (como Vitamix o Blendtec) que quede como harina triturada. Procesar entre 30 segundos y un minuto para lograrlo.

Mezclar el huevo vegano con la coliflor y las especies. Untarte las manos de aceite, juntar y formar una bola con la masa, luego pasar un rodillo por encima para hacer la forma de una masa de pizza. Para evitar que se pegue, puedes ponerla sobre dos hojas de pergamino untado de aceite. Poner el pergamino con la masa sobre una lata de horneado.

Hornear la masa por 15 minutos. Sacarla del horno y agregar los quesos crema veganos, salsa pesto a tu gusto (ver la receta en la página 124 y 126) finalmente los hongos y brócoli encima.

Poner la pizza de vuelta en el horno por otros 15 minutos, hasta que esté cocinada.

Puedes rociarle aceite de oliva extra virgen y orégano seco antes de servirla.

Pescado Asado con Vegetales Verdes al Orégano, Tomillo y Ajo

INGREDIENTES

- 2 filetes de pescado ecológicos de tu elección

- Un puñado de tomillo fresco o 2 cucharaditas de tomillo seco

- Un puñado de orégano fresco o 1 cucharada de orégano seco

- 2 cucharaditas de aceite de coco

- 3 tazas de hortalizas verdes a elección (kale, col rizada, acelga, espinaca, etc.)

- 3 dientes de ajo triturado

- ½ limón exprimido

- Sal marina al gusto

INSTRUCCIONES

- Calentar ligeramente una sartén con el aceite de coco y el ajo por unos minutos.

- Agregar el pescado junto con el jugo de limón encima, dorar por unos minutos y añadir las hortalizas verdes con las hierbas secas y saltear por un minuto más.

- Acompaña este pescado con una porción de quinoa o arroz integral con tu ensalada favorita.

Imitación de Puré de Papa (Puré de Coliflor)

INGREDIENTES

- 1 cabeza de coliflor

- ½ taza de agua

- 2 dientes de ajo

- 3 cucharadas de aceite de oliva

- Sal marina

INSTRUCCIONES

- Cortar la coliflor en ramilletes.

- Colocarla en una olla honda y hervir por 20 minutos, hasta que la coliflor esté suave.

- Remover del calor y eliminar toda el agua, mezclar el aceite y la sal marina, incorporando todo en el procesador o licuadora hasta que esté cremosa. ¡Ajusta la sazón y disfruta!

Arroz de Pollo

INGREDIENTES

- Aceite de oliva

- 1 cebolla mediana en trozos

- 4 dientes de ajo triturados

- 2 libras de carne oscura de pollo orgánico con o sin huesos

- 1 taza de arroz integral de grano pequeño (se puede utilizar de grano mediano.)

- ½ cucharada de comino

- 1 cucharada de cúrcuma

- 1 cucharadita de orégano

- 2 tazas de caldo de pollo libre de gluten y bajo en sodio

- 1 pizca de hebras de azafrán

- 1 taza de arvejas (guisantes)

INSTRUCCIONES

- Saltear el ajo y las cebollas en aceite de oliva sobre un fuego moderado hasta que empiecen a dorarse y remover de la sartén.

- También saltear el pollo hasta que se dore en ambos lados y retirar.

- Añadir el arroz, el ajo, la cebolla, el pollo y las especias (comino, cúrcuma y orégano) a una olla honda. Agregar el caldo hasta cubrir todo y mezclar.

- Bajar el fuego y dejar que hierva a fuego medio.

- Mezcla dos cucharadas de caldo, agrega las hebras de azafrán y mezcla con el arroz en hervor, agrega los guisantes, tapar rápidamente y dejar cocer hasta que el arroz esté listo.

¡Disfruta de este arroz con pollo con el sabor de España!

Puré de Batata con Pollo Marinado a las Hierbas

INGREDIENTES

- 1 batata (camote) pequeña

- 1 chirivia (parsnip)

- Sal marina al gusto

- 2 tazas de espinaca o acelgas cortadas.

- 1 a 2 pechugas de pollo orgánicas

- Marinada a las hierbas:

- 1/3 taza de perejil picado

- 1/3 taza de cilantro picado

- ¼ taza albahaca picada

- 2 cucharadas de aceite de oliva

- 2 cucharadas de mostaza Dijon

- 2 cucharaditas de miel de maple o néctar de coco

- 1/4 cucharadita de sal marina

INSTRUCCIONES

- Precalentar el horno a 350 grados.

- Cortar la chirivía y la batata en rodajas del grueso de un dedo para cocinarlas al vapor ligeramente en una olla honda hasta que estén suaves.

- Mientras las chirivías y las batatas están cocinándose, preparar la marinada de las hierbas, mezclando todos los ingredientes juntos en un procesador. Esparcir por encima de las pechugas de pollo y luego rostizarlo en el horno por alrededor de 25 minutos o hasta que esté completamente cocinado.

- Una vez que las batatas y las chirivías estén suaves, mezclar ambas en un procesador hasta que queden cremosas como puré.

- Servir el pollo a las hierbas sobre una cama de espinacas, junto con el puré de batata y chirivía.

Cebollas Rojas en Vinagre

INGREDIENTES

- 1 cebolla roja pequeña

- 1 cucharada de vinagre de arroz

- 1 cucharada de néctar de coco

- 1/4 cucharadita de sal marina

INSTRUCCIONES

- Preparar antes de tiempo si es posible.

- Cortar finamente la cebolla roja para combinarla en un tazón con el vinagre, el néctar de coco y la sal marina. Dejar que la cebolla esté bien marinada por al menos 24 horas, en lo posible. ¡Si estás corto de tiempo, una hora también está bien, simplemente no tendrá el mismo sabor!

Tacos de Pescado

INGREDIENTES PARA EL PESCADO

- 8 a 12 onzas de pescado blanco de río o mar (merluza, corvina o róbalo)

- ½ taza de crema de coco

- ¾ taza de coco rallado

- 1 cucharada de polvo de curry

- 1 cucharadita de sal marina y limón al gusto

INSTRUCCIONES

- Mezclar el coco rallado, el curry y la sal marina.

Tacos de Cordero o Lentejas

INGREDIENTES PARA EL RELLENO

- 2 cucharadas aceite de coco o aceite de uva u oliva

- 4 onzas de cordero (molido, picado finamente o 1 ½ taza de lentejas cocidas y sazonadas sin su líquido).

- 1 calabacín grande (amarillo y/o verde) picado en cuadros

- ¼ taza de cebolla picada + otras 2 cucharadas más para decorar

- 2 dientes de ajo pelados y picados

- 1 cucharada de condimentos de: comino, cilantro, pimienta y tomillo

- Sal marina al gusto

GARNISH O ACOMPAÑAMIENTOS PARA EL TACO

INGREDIENTES

- 2 cucharadas de cebolla roja picada

- Cilantro fresco y picado (algunas cucharadas)

- Guacamole recién hecho

ENVUELTOS DE TACOS

- Lechuga romana y/o tortilla de arroz integral o de yuca.

INSTRUCCIONES

- Calentar una sartén y saltear a fuego medio el aceite. Continuar calentando hasta que salga un poco de humo. Añadir el cordero y dejar que dore de un lado por 3 minutos antes de voltearlo.

- Una vez que el cordero esté casi cocinado y revuelto, añadir los calabacines, el ajo, las cebollas y los condimentos. Mezclar rigurosamente para incorporar todos los ingredientes. Continuar cocinando el cordero hasta que esté completamente cocido y los vegetales estén suaves. Sazonar al gusto con sal marina. El mismo procedimiento horas con las lentejas cocidas sin su líquido.

- Para servir: poner algunas hojas de lechuga romana o tortillas de arroz integral en un plato. Cubrir con la mezcla de lenteja o de cordero. Añadir 2 cucharadas de cebolla roja y cilantro encima. ¡Poner algo de guacamole en las esquinas, ahora a disfrutar!

Pollo Agridulce con Verdes Mixtos

INGREDIENTES

- ½ taza de tamari libre de trigo y gluten o aminoácidos de coco

- ½ taza de vinagre de sidra de manzana o balsámico

- ¼ taza néctar de coco

- 2 dientes de ajo pelado y picado

- Un pedazo de jengibre fresco (aproximadamente 1 ½ pulgadas) pelado y picado o 1 cucharadita de polvo de jengibre

- 2 pechugas de pollo cortadas en rodajas largas (más o menos 3 cm de largo y ½ cm de gruesas).

- 2 zanahorias en tajadas ya precocidas al dentes

- 1 cucharadita de semillas de ajonjolí

INSTRUCCIONES

- En una sartén sobre fuego lento, mezclar los primeros cinco ingredientes durante 5 a 8 minutos hasta obtener una salsa gruesapero no la dejes secar. Aparte en otra sartén dorar el pollo y cuando esté casi listo incorporarlo a la salsa y terminar de cocinar (más o menos 10 minutos más). Retirar del fuego y agregar las zanahorias (debe quedar todo sumergido en la salsa agridulce). Cubrir con semillas de ajonjolí ya previamente tostadas en una sartén y servir.

- Acompañar con ensalada de lechuga, hortalizas verdes, aguacate y una taza de arroz integral o quinoa.

Kebobs Kefta con Cordero/Búfalo/Pollo

Estos pinchos son la sensación para una comida más que especial, todos se chuparán los dedos.

INGREDIENTES

- 2 libras de cordero o pollo molido

- 1 cebolla rallada (Absorber el exceso de humedad con una servilleta de papel)

- 2 a 3 dientes de ajo finamente picados

- ½ cucharadita de canela

- 1 cucharadita de sal marina

- 1 cucharada de comino

- Bastante pimienta negra para moler

- Un puñado de cilantro muy bien picado (alrededor de 1/3 de taza)

- Un puñado de perejil muy bien picado (alrededor de 1/3 de taza)

- Vegetales para pinchos como calabacín, champiñones y cebolla en cortes semi gruesos (no pimentones ni tomates) Pinchos de madera o metálicos para engarzar los vegetales y la carne molida

INSTRUCCIONES

- Revolver la carne molida con todos los otros ingredientes excepto los vegetales cortados. Amasar vigorosamente hasta que esté bien suave y viscoso. Cubrir y dejar enfriar en la nevera por 1 o 2 horas.

- Moja tus manos y divide la carne en bolas del tamaño de una pelota de golf. Saldrán alrededor de 24 a 30 porciones.

- Presiónalas firmemente alrededor de cada pincho y la vas a moldear con tus manos en la forma de una salchicha pegada al pincho (si las bolas de carne son muy grandes, se destrozarán).

• Agregar a los otros pinchos los vegetales cortados y rociarles aceite de oliva, sal y pimienta al gusto.

• Preparar el asador para cocinar directamente alrededor de 400°F. Cuando los carbones estén listos (también los pueden asar en parrilla de estufa), asar los pinchos de vetales, los kebabs (pinchos de carne molida estilo Turquía) por 7 a 8 minutos de cada lado y voltearlo una o dos veces hasta que estén listos. Tener cuidado de no cocinarlos más de lo necesario porque la carne puede quedar seca. Servir inmediatamente.

¡Realizar una ensalada de vegetales con aguacate a tu gusto!

Pollo a la Perfección con Vegetales Rostizados

RECETA SÚPER ESPECIAL! Uno de nuestros platos favoritos para el otoño y el invierno es un pollo de granja o campo rostizado con algo de vegetales. Es una comida muy nutritiva. Por favor no tires los huesos sobrantes y congélalos!!. Puedes usar los huesos para hacer caldos o consomés y congelarlos para hacer otras recetas de sopas.

¡2 platos en uno!

INGREDIENTES

• 4 a 5 libras de un pollo entero de granja ecológico

• Suficiente salvia, romero y tomillo fresco

• 2 limones partidos en gajos

• Vegetales de tu gusto como: 3 zanahorias medianas cortadas en troncos grandes, 15 champiñones enteros,

• 3 remolachas (betabel) peladas y cortadas en troncos grandes, 3 calabacines en troncos grandes, 6 cebollas grandes partidas en cuatro, zapallo o calabaza partida en cuadros grandes, cualquier tipo de vegetales que desees (No papa por favor.) Los tubérculos probablemente aguantarán mejor el proceso de rostizado. Utilizar suficientes vegetales para cubrir la parte inferior de la bandeja.

• Aceite de oliva

• Sal y pimienta

INSTRUCCIONES

- Dos horas antes de rostizar el pollo sacarlo del refrigerador para traerlo a temperatura ambiente. Precalentar el horno a 475°F. Retirar todos los órganos de sus cavidades. Enjuagar el pollo por dentro y por fuera, luego limpiar con un pañuelo hasta que esté bien seco.

- Sazonar generosamente el interior de las cavidades con sal y pimienta. Llenarlas con 2 cebollas cortadas, los limones y algo de las hierbas aromáticas. Preparar los vegetales en un recipiente grande, verter 3 a 4 cucharadas de aceite de oliva, sal, pimienta negra molida y el resto de las hierbas. Poner sobre una bandeja para rostizar forrada en aluminio todos los vegetales sazonados haciendo de ellos una cama perfecta para poner el pollo. Deslizar la mano bajo su piel y sus piernas e incluir más hojas de salvia, romero y tomillo. Agrégale un poco más aceite, sal y pimienta sobre el pollo. Cubre toda esta bandeja con más papel aluminio. Rostizar por alrededor de una hora, luego retirar el aluminio de dejarlo media hora más o hasta que el pollo esté dorado y los jugos corran. Removerlo del horno y dejarlo reposar por 10 minutos antes de cortarlo.

- Es importante que todos los vegetales sean en cortes gruesos para que no se deshagan.

¡Receta de fin de semana! Todos degustarán este delicioso pollo rostizado con vegetales.

Corvina sobre Acelgas Salteadas y Cubiertas de Champiñones

INGREDIENTES PARA LA CORVINA

- 2 filetes de corvina (5 a 6 onzas)

- Sal marina al gusto

- 2 cucharadas de aceite de coco derretido

- Pimienta negra fresca al gusto

INSTRUCCIONES

• Precalentar el horno a 400°F. Sazonar el pescado con sal y pimienta. Calentar el aceite en una sartén sobre fuego medio. Cocinar el pescado por 2 a 3 minutos de cada lado hasta que esté dorado. Poner el pescado en un plato a prueba de horno y dejarlo por 8 a 10 minutos hasta que esté cocinado.

ACELGAS SALTEADAS
INGREDIENTES

- Acelgas toscamente cortadas

- 1 cucharada de aceite de coco extra virgen

INSTRUCCIONES

• En la misma sartén, añadir el aceite de coco con las acelgas verdes. Saltear hasta que estén suaves y rociar algo de sal. Añadir una copa de agua y cubrir por un minuto. Dejar a un lado.

HONGOS SILVESTRES SALTEADOS
INGREDIENTES

- ½ libra de hongos silvestres mezclados (shiitake, champiñones, portobellos, colmenillas o la selección que tengas disponible)

- 2 cucharadas de aceite de coco extra virgen

- 2 cucharadas de ajo fresco picado y perejil picado

- Sal al gusto

- Semillas de ajonjolí tostadas para rociar

INSTRUCCIONES

- Calentar el aceite de coco hasta que esté derretido. Añadir los hongos y el ajo. Saltear hasta que estén bien cocinados. Rociar sal al gusto y el perejil recién picado.

- Poner una capa de acelgas salteadas y luego poner el pescado encima para cubrirlo con la mezcla de hongos silvestres. Por último rociar las semillas de ajonjolí y agregar limón al gusto.

Burritos de Atún Envueltos en Hojas de Acelgas o Lechugas

INGREDIENTES

• 2 hojas grandes de acelga o lechuga

• ½ taza de atún fresco restante o atún orgánico en lata (Optar por un atún libre de mercurio. Salmón también puede servir)

• 2 cucharadas de crema de leche de coco con toda la grasa, la crema en el tope de la lata funciona perfectamente.

• 2 tallos cortados de cebolla larga

• 1 tallo de apio picado

• 1 taza de arroz integral

• 1 cucharada de eneldo o albahaca fresca

• 1 cucharada de jugo de limón

• ¼ cucharadita de sal marina o rosada mineral del Himalaya

• Pimienta recién molida al gusto

INSTRUCCIONES

• Desplegar las acelgas boca abajo para que el tallo se vea. Con un cuchillo remover el bulto de su tallo, pero no tanto para evitar que la hoja se parta y se separe. Repetir esto con la segunda hoja y dejarlas a un lado. Pasarlas por agua caliente para suavizarlas en caso de que estén muy toscas, luego secarlas con una servilleta. (También puedes hacer esta receta con hojas de lechuga, ya que son más suaves, pero las propiedades y fitonutrientes de las acelgas son más sanadoras para la sangre y el tracto intestinal.)

• Poner la leche de coco, la cebollas, el eneldo o la albahaca, el jugo de limón y la sal en una licuadora hasta que esté suave. Verter el atún en un recipiente, combinar el apio y el arroz integral cocido con la mitad de la salsa y rociar un poco de pimienta, agregar aceite de oliva y probar la sazón. Dividir la mezcla del atún en dos y poner una porción en cada hoja. Enrollar la hoja bien. Quedará como un burrito. Poner en un plato el limón extra y más de la salsa que sobra. Acompañar con aguacate.

• Puede comer dos burritos si así lo deseas. ¡Disfruta!

Sazón de Pimienta-Limón

INGREDIENTES

- ¼ taza de granos de pimienta negra

- Ralladura de dos limones (2-3 cucharadas)

- 2 cucharaditas de cilantro picado

- 2 cucharaditas de ajo granulado o molido orgánico (No sal de ajo)

- 3 cucharaditas de tomillo seco

- 1 cucharadita de sal marina

INSTRUCCIONES

- En un recipiente mediano, mezclar la pimienta negra recién molida con la piel del limón. Presionar la piel del limón contra la pimienta mientras mezclas para que suelte más sus aceites. Añadir los ingredientes adicionales y revolver bien. Conservar en un jarrón sellado y mantenerlo en el refrigerador hasta la siguiente vez que lo necesite. Servir con los espárragos rostizados en el horno y los hongos salteados. (Ideal para sazonar pollo y pescado al horno o a la parrilla).

Pescado de Tilapia o Corvina a la Pimienta de Limón

El pescado puede servirse con espárragos rostizados en el horno y champiñones salteados en aceite de coco.

INGREDIENTES

- 1 libra de pescado tilapia o corvina (de vida salvaje / río o mar, no de criadero)

- 2 cucharadas de aceite de coco derretido o aceite de oliva

- Sazón de pimienta-limón (ver abajo)

- Jugo de ½ limón cortado

- Sal marina

INSTRUCCIONES

- Precalentar el horno a 400°F. Derretir el aceite de coco en un plato de vidrio para hornear y que pueda sostener el pescado en una sola capa. Poner los filetes en el plato volteándolos varias veces para estar seguros de que está completamente bañado en aceite. Añadir pimienta de limón y el jugo de ½ limón. Sazonar ligeramente con sal. Poner algunas rodajas de limón sobre el filete. Hornear por 12 o 15 minutos o hasta que el pescado esté opaco y se desmenuce con un tenedor. Servir inmediatamente.

ESPÁRRAGOS INGREDIENTES

- 1 docena o más de espárragos

- 2 dientes de ajo en rodajas delgadas

- 1 limón

- Aceite de oliva

- Sal y pimienta

INSTRUCCIONES PARA ESPÁRRAGOS

- Bañar los espárragos y cortar el tallo. Esparcirlos en una bandeja para hornear. Sazonar con dientes de ajo, aceite de oliva, sal y pimienta. Ponerlos en el horno. Revolver cada 5 minutos por 10 o 15 minutos o hasta que los espárragos se empiecen a caramelizar. Sacarlos del horno y rociarlos con jugo de limón.

HONGOS SALTEADOS INGREDIENTES

- 8 onzas de hongos

- Aceite de coco o de oliva

- Un chorrito de vinagre balsámico

INSTRUCCIONES PARA LOS HONGOS SALTEADOS

- Limpiar los hongos con un trapo mojado. Remover los tallos y cortarlos en cuatro. Cubrir el fondo de una sartén grande para freír con aceite a fuego medio-alto. Cuando la sartén esté caliente, añadir los hongos. Revolverlos ocasionalmente hasta que se empiecen a caramelizar en los bordes. Remover del fuego. Rociar un poco de vinagre balsámico.

Pato y Hongos Envueltos en Lechuga con Salsa de Marañones - Nuez de la India (Cashews)

Puedes también usar pavo o pollo si no es posible encontrar pato. También puedes añadir cantidad, agregando más vegetales como zanahoria y nueces al relleno.

INGREDIENTES

- 1 pata de pollo, pato o pavo

- 1 cucharada de granos de pimienta negra molida

- 1 pizca de sal marina

- ½ taza de hongos champiñones cortados

- ½ cebolla roja picada

- 2 cebollas largas picadas

- 1 onza de espagueti de arroz cocinado, siguiendo las direcciones en el paquete

- 1 cabeza de lechuga romana o batavia

- 1 porción de salsa de cashews (anacardos) (Ver página 187)

INSTRUCCIONES

- Precalentar el horno 400°F. Mezclar y sazonar con sal y pimienta negra masajeando la pierna del pato. Alistar una sartén a prueba de horno sobre el fuego en alto. Una vez que la sartén esté caliente, añadir la pierna de pato con la piel boca abajo. Cocinar por 10 minutos o hasta que la piel esté crocante. Voltearlo y llevarlo al horno. Hornear por 15 minutos hasta que el pato esté completamente cocinado. Removerlo de la sartén, llevarlo a una tabla para cortar y dejarlo reposar por 5 minutos. Cortar la carne en pedazos pequeños o desmecharlo con 2 tenedores.

Descartar toda la grasa del pato, conservando 1 cucharada del fondo de la sartén. Poner otra sartén con la grasa del pato a calentar a fuego medio. Añadir las cebollas y los champiñones. Cocinar por 5 minutos revolviendo frecuentemente o hasta que las cebollas y los champiñones estén suaves. Remover del fuego y mezclar con los espaguetis ya cocinados, el pato y 2 cucharadas de salsa de anacardos. Servir sobre hojas de lechuga y usar la salsa sobrante para remojar aún más.

Salmón con Tomillo y Salsa de Puerro a la Coulis

INGREDIENTES

- 1 libra de salmón

- 12 ramas de tomillo

- 1 cucharada de aceite de oliva

- 1 cucharadita de sal marina

- Coulis de puerros libre de gluten (ver abajo)

INSTRUCCIONES

- Calentar el horno a 500°F. Lavar el salmón y secarlo. Ponerlo en una bandeja con papel de hornear. Agregar las hojas de tomillo debajo del salmón. Verter el aceite de oliva y la sal por encima del salmón. Apagar el horno y ponerlo en el horno caliente por 10 a 12 minutos hasta que esté justamente rosado en todo el medio. Retirar y reservar.

Albóndigas de Pavo Asiáticas

INGREDIENTES

- 1 libra de pavo orgánico molido

- ¼ taza de quinoa cocinada

- 2 tallos de cebollas largas picadas (reservar un poco para adornar el plato al final)

- ½ zanahoria rallada y cortada finamente

- 1 cucharadita de jengibre rallado

- 1 cucharadita de perejil picado

- 1 cucharadita de cilantro picado

- Una pizca de canela

- Jugo de medio limón

- Sal y pimienta al gusto

INSTRUCCIONES

- Precalentar el horno 350°F. Combinar el pavo y la quinoa en un recipiente grande. No tenga miedo de ensuciarse las manos, la comida siempre sabe mejor cuando se hace con amor. Agregar las cebollas, las zanahorias, las hierbas, el jengibre, la canela, el jugo de limón, sal y pimienta. Revolver con las manos hasta que se puedan fácilmente enrollar pequeñas bolas. Formar las albóndigas del tamaño que desees (yo hice las mías de tamaño pequeño, casi tamaño de bocado). Ponerlas en una bandeja de horno y rostizarlas por 20 minutos o hasta que este doradas y cocidas.

- Servir las albóndigas sobre unos espaguetis de arroz libres de gluten y salsa de ajonjolí.

Coulis de Puerro Libre de Gluten

INGREDIENTES

- ¼ taza de aceite de oliva

- 2 puerros(poros) con la parte blanca y 2 pulgadas de la parte verde

- 1 bulbo de hinojo finamente picado

- 1 cucharada de tomillo fresco, finamente picado

- 3 tazas de espinaca cortadas

- 1 taza de leche de coco

- ¼ taza de jugo de limón recién exprimido

- ¼ cucharadita de sal marina

- ¼ taza de aceite de oliva

INSTRUCCIONES

- Calentar el aceite de oliva en una sartén grande. Saltear los puerros cortados en rodajas medianas y el bulbo del hinojo cortado en láminas de 6 a 8 minutos hasta que estén suaves. Revolver y agregar el tomillo y la espinaca. Cocinar por 2 a 3 minutos hasta que los ingredientes estén bien mojados y se puedan retirar del fuego. Agregar la leche de coco a la mezcla y revolver. Transferir la mezcla a una licuadora y hacer puré a máxima velocidad hasta que todo esté integrado. Agregar el jugo de limón y la sal y volver a licuar. Mientras la licuadora esté andando en velocidad media, agregar lentamente el aceite de oliva. Servir parte de esta mezcla cremosa sobre el plato y poner encima el salmón.

¡Disfruta este platillo de inspiración francesa con arroz integral o ensalada a tu gusto!

Rollitos de Pavo en Lechuga al Estilo Asiático

INGREDIENTES

- 1 libra de pavo o pollo molido

- 2 cucharadas de aceite de coco

- 2 zanahorias finamente cortadas en tiras tipo julianas.

- 3 dientes de ajo picados

- 2 cucharadas de jengibre fresco pelado y rallado

- 1 cucharadita de canela mezclada con comino

- 2 cucharas de tamari libre de trigo

- 2 cucharadas de vinagre de arroz

- 1 cucharada de néctar del coco

- 1 taza de almendras remojadas desde el día anterior

- 1 cabeza de lechuga batavia

- Cilantro picado

- 2 tallos picados de cebolla larga

INSTRUCCIONES

- Derretir aceite de coco en una sartén a fuego medio-alto. Añadir zanahorias y saltearlas por varios minutos. Agregar el ajo, el jengibre, el pavo, los aliños y saltear hasta que el pavo esté completamente cocinado alrededor de 3 a

- 5 minutos. Añadir las almendras remojadas sin agua y cocinar por 3 minutos más. Agregar el tamari, el vinagre y el néctar. Cocinar por un par de minutos más y revolver para combinar muy bien los ingredientes. Poner una cucharada de la mezcla de pavo en las hojas de lechuga. Cubrir con la cebolla y el cilantro.

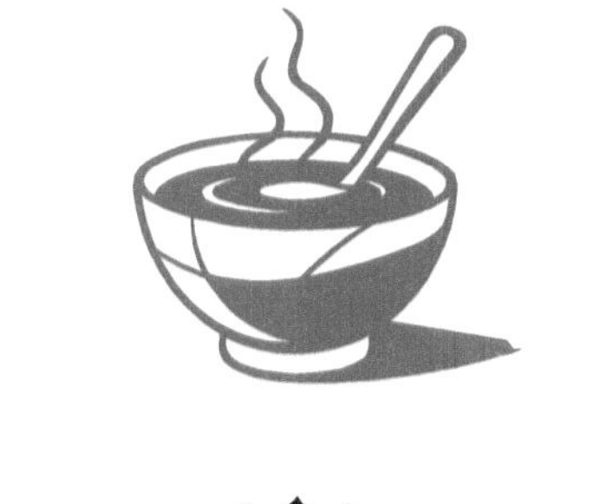

SOPAS

Sopa de Coco Tailandesa

INGREDIENTES

- 2 cebollas en trozos

- 1 taza de zanahorias en trozos

- 1 taza de champiñones en rodajas

- 4 cucharaditas de limoncillo seco o 3 tallos de limoncillo triturado

- 2 pulgadas de jengibre en rodajas

- 3 cucharadas de aceite de coco sin refinar

- 1 lata de leche de coco con la grasa

- 4 tazas de caldo de hueso o vegetales

- 2 tazas de calabaza (zapallo) pre-cocido en cubos

- 2 cucharadas de tamari libre de gluten

- 1 lima exprimida, sal y pimienta al gusto

- ½ taza de cilantro fresco en trozos

INSTRUCCIONES

- Calentar el aceite de coco en una sartén grande. Saltear las cebollas, la zanahoria y los champiñones.

- Añadir la leche de coco y el caldo. Hervirlo y reducirlo a fuego bajo por 10 minutos.

- Añadir calabaza y tamari y dejarlo hervir a fuego lento por otros 10 a 15 minutos. Dejar reposar un poco y licuarlo bien con cuidado de no quemarte.

- Añadir el jugo de la lima y rociar el cilantro por encima.

Servir y disfrutar!

Caldo de Huesos de Pollo o Carne

INGREDIENTES

- Cuello y huesos de pollo

- Agua para cubrir

- 3 cucharadas de vinagre de cidra de manzana

- Sal marina y pimienta negra

- 2 hojas de laurel

- Dientes de ajo

- Vegetales al gusto (zanahoria, cebolla, apio)

INSTRUCCIONES

- Hervir todos los ingredientes en una olla a fuego lento por 24 horas o cocinar en una olla a presión por 24 horas.

ESTOFADO DE CALABAZA Y COCO INGREDIENTES

- 1 libra de calabaza, zapallo o auyama cortado por la mitad, pelado y con las semillas removidas

- 2 dientes de ajo pelados y picados

- 1 pedazo de jengibre fresco del tamaño de un pulgar pequeño pelado y picado

- 1 cucharada de polvo de curry

- Uno o dos chorros generosos de aceite de oliva

- 1 cebolla blanca pelada y finamente picada

- ¼ de galón de caldo de pollo o vegetales

- 1 taza de leche de coco

- Sal marina y pimienta negra recién molida

- Jugo de una lima o limón

INSTRUCCIONES

- Rostizar la calabaza a 350°F hasta que la carne esté suave.

- En una olla grande para sopas, cocinar la cebolla, el ajo, la carne de calabaza, la leche de coco, el coco rallado y el caldo. Revolver por un minuto para mezclar y dejarlo hervir, paso seguido bajar el fuego y cubrir. Dejar que nuevamente empiece a hervir a fuego lento por 15 minutos. Sazonar con sal marina, pimienta y lima fresca.

Sopa de Champiñones

INGREDIENTES

- 14 onzas de hongos champiñones frescos

- 5 onzas de otro hongo como portobello toscamente picados

- 2 cucharadas de aceite de oliva

- 2 dientes de ajo finamente picados

- 2 puerros (poros) lavados y toscamente picados

- 1 tallo de apio (incluidas las hojas de la cima), toscamente picado - 2 hojas de tomillo fresco

- 1 litro de caldo de vegetales

- ¼ taza de arroz integral

- 2 cucharadas de tamari libre de trigo(gluten)

- 1 ½ taza de leche vegetal (como la leche de arroz)

- Tomillo extra fresco

- Almendras rostizadas toscamente cortadas

INSTRUCCIONES

- Lavar, cortar los champiñones y reservarlos. Calentar el aceite de oliva en una olla de buen tamaño, añadir el ajo, el puerro y el apio y sofreír a fuego medio por 3 a 4 minutos hasta que estén suaves. Añadir los champiñones, incluyendo los portobellos y volver a sofreír a fuego medio por algunos minutos sacudiendo bien. Agregar el arroz integral cocido y el caldo de pollo y poner a hervir a fuego lento por 15 a 20 minutos hasta que el arroz esté bien incorporado. Licuar la sopa hasta que esté gruesa y cremosa, finalmente agrega la leche de arroz y licuar de nuevo. Servir la sopa en platos hondos cubierta con un poco más de tomillo y las almendras cortadas.

Sopa Terciopelo Blanco

INGREDIENTES

- 1 cabeza de coliflor

- 2 cebollas medianas

- 3 dientes de ajo

- 3 tazas de frijoles blancos cocidos

- 2 tazas de agua

- 2 tazas de caldo de vegetales o de pollo

- Jugo de 1 limón

- Sal marina al gusto

- Aceite de oliva

- Páprika

INSTRUCCIONES

- Precalentar el horno a 400°F. Cortar la coliflor en tamaño de bocado y ponerla en una bandeja de horno. Rociar los trozos con un poco de aceite de oliva y una pizca de sal marina. Poner todos los vegetales en el horno. Hornear de 30 a 40 minutos hasta que estén dorados en los alrededores y bien caramelizado. Dejar la coliflor enfriar un poco antes de adicionarlos a la licuadora junto con todos los otros ingredientes, excepto el aceite de oliva y la páprika (licuar en tandas si tiene una licuadora pequeña). Mezclar en alto hasta que esté suave. Si la sopa no está lo suficientemente caliente después de licuarla puedes transferir la sopa a una olla grande y calentar hasta que salga humo.

- Si la sopa está muy gruesa, puedes añadir algo de agua para hacerla más delgada, dependiendo la consistencia deseada. TIP: por cada taza de sopa, combinar 1 cucharada de aceite de oliva extra virgen con 1/8 de cucharadita de páprika y utilizar como decoración (esto es opcional, pero hay algo delicioso sobre la riqueza melosa de la sopa con un toque ahumado). Servir con trozos de aguacate.

Cazuela Cremosa de Espárragos y Puerro

INGREDIENTES

- 1 puerro (poro) grande

- 1 manojo de espárragos

- 2 dientes de ajo pelados y picados

- 1 hoja de laurel

- 2 ramas de tomillo

- Cebollines picados al gusto

- 1 taza de leche de coco (en caja y sin azúcar, pero también puedes usar en lata, rebajada con agua).

- 3 1/2 tazas de agua

- Sal marina y pimienta negra al gusto

INSTRUCCIONES

• Remover la parte verde del tallo de los puerros (puedes guardarlos para hacer tu caldo de vegetales o de pollo), partir los espárragos y dejar algunos guardando la parte de la cima para adornar la sopa. Poner el aceite de coco en la olla de la sopa a fuego medio. Una vez que el aceite de coco esté derretido, añadir los puerros. Cocinar los puerros de 3 a 4 minutos revolviendo continuamente hasta que estén suaves. Incorporar el ajo y cocinar hasta que esté fragante. Añadir las hojas de laurel, el tomillo y los espárragos. Poner el agua para cubrir los vegetales y cocinarlos de 10 a 12 minutos.

• Incorporarlo en una licuadora (sacar las hojas de laurel) y licuar hasta que esté suave y cremoso. (Puedes empezar a adicionar la leche de coco para ayudar al proceso de licuado). Servir de inmediato o ponerlo en una olla y calentarlo hasta la temperatura deseada.

• Sazonar con sal marina al gusto y pimienta negra. Si deseas, puedes adornar el plato con cebollinos picados o aguacate y los pedazos de espárragos adicionales dorados en aceite de coco o al vapor. Servir a cada sopa 2 a 3 cucharadas de pollo en cuadritos para darle un poco de proteína. No mucho, pues la idea es comer la cena triturada como crema.

Sopa de Jengibre y Zanahoria

INGREDIENTES

- 1 cucharada de aceite de oliva

- 1 cebolla grande cortada

- 2 dientes de ajo picados

- 1 ½ pulgada de jengibre pelado y rallado

- 1 cucharada de comino molido

- 1/4 cucharadita de canela molida

- ½ cucharadita de pimienta negra molida

- 2 libras de zanahorias peladas y cortadas

- 4 tazas de caldo de pollo o vegetales

- 2 cucharadas de jugo de limón

- Sal y pimienta

- Hasta 1 taza de leche o crema de coco

- Cilantro para decorar

INSTRUCCIONES

- Calentar el aceite en una olla grande a fuego medio. Añadir las cebollas y revolver hasta que esté suave. Añadir el ajo, el jengibre, el comino, la canela, la pimienta y cocinar de 2 a 3 minutos. Adicionar las zanahorias y revolver hasta que estén cubiertas. Continuar cocinando por otros 4 a 5 minutos. Añadir el caldo, cubrir y reducir a fuego lento. Dejar hervir por 15 minutos o hasta que las zanahorias estén suaves. Usar una licuadora o procesador de comidas para hacer puré. Revolver con el jugo de limón y la leche de coco (si la deseas usar). Adicionar sal y pimienta al gusto. Servir en platos hondos y decorar con cilantro.

Sopa Vegana Cremosa de Vegetales Verdes

INGREDIENTES

- 8 tazas de caldo de vegetales

- 4 tazas de brócoli (alrededor de 1 cabeza)

- 4 tazas de habichuelas (judías) verdes (alrededor de 24)

- 3 tazas de calabacín verde toscamente cortado (alrededor de 2)

- 1 taza de calabacín amarillo toscamente cortado (alrededor de 1)

- 1 taza de cebolla amarilla toscamente cortada (alrededor de 1 mediana)

- ¼ taza de apio cortado (1 tallo)

- ¼ taza de nueces de macadamia o marañones crudos

- 3 dientes de ajo pelados y picados

- 2 cucharadas de aceite de oliva extra virgen

- ½ cucharadita de sal marina

INSTRUCCIONES

- Saltear las cebollas y el ajo con un poco de aceite por un par de minutos hasta que esté suave y traslúcida. Añadir el apio, el calabacín verde y amarillo y saltear por algunos minutos más. Añadir las habichuelas, el brócoli y el caldo de vegetales y dejarlo a fuego lento por alrededor de 20 minutos. En una licuadora hacer el puré y servir. Agregar gotas de limón y acompañar con trozos de aguacate.

Cazuela de Zapallo

INGREDIENTES PARA EL ZAPALLO ROSTIZADO

- 1 zapallo pelado sin semillas, cortado en pedazos de tamaño mediano

- Aceite de oliva

- Pizca de comino

- Sal marina

INSTRUCCIONES

- Colocar el zapallo sobre papel para horno en una bandeja de hornear y agregar aceite de oliva, comino y sal marina. Rostizar a 450°F de 30 a 45 minutos o hasta que esté suave.

INGREDIENTES PARA LA SOPA:

- 2 tazas de leche de arroz, coco o almendra

- Sal marina

- Salvia

- Pimienta negra

INSTRUCCIONES

- Dejar enfriar el zapallo hasta que puedas tocarlo, licuarlo con dos tazas de leche de arroz (comenzar con 1 ½ taza y añadir el resto si es necesario, puede que necesites más, dependiendo de la consistencia que desee) y una pizca de sal marina. Añadir algo de salvia (fresca o deshidratada) y pimienta negra al gusto. Servir caliente. Adobar con crema de coco. Si tienes un trozo de pescado horneado sobrante del almuerzo puedes degustarlo con esta sopa.

Crema de Marañones (Nuez de la India)

INGREDIENTES

- 2 tazas de marañones crudos (no use rostizados o salados)

- 1 1/2 taza de agua

- zumo de 1 limón

- 1/2 cucharadita de sal y 1/4 de pimienta o al gusto

- 1/4 ajo en polvo (opcional)

INSTRUCCIONES

- Poner los anacardos crudos en un recipiente mediano y cubrirlos con agua. Dejarlos reposar toda la noche. Al siguiente día drenar el agua y bañar los anacardos con bastante agua. Incorporarlos en una licuadora con el resto de los ingredientes. Licuar hasta que estén suaves y cremosos, agrega un poquito más de agua si ves que está muy espesa hasta lograr la textura de una crema. Si tienes una licuadora débil, puede ser necesario tensionar la crema de anacardos en un colador fino para deshacerse de los pedazos grandes. La crema de anacardos puede dejarse en el refrigerador por 5 días o puede congelarse. A esta preparación le puedes aumentar o potenciar su sabor agregando otros ingredientes y convertirla como una mayonesa.

Sopa de Crema de Espinacas

INGREDIENTES

- 4 tazas de espinaca cruda, fresca y orgánica

- 1 calabacín verde orgánico

- ½ taza de cebolla roja picada

- ½ cebolla blanca

- ¼ puñado de perejil de hoja plana

- ¼ tallo largo de apio

- 5 tazas de caldo de vegetales o de pollo

- 2 a 3 ajos

- ¼ - ½ taza de marañones crudos o almendras blanqueadas crudas, reposadas en agua desde la noche anterior.

- Un poco de jugo de limón fresco al gusto

- Sal marina

INSTRUCCIONES

- En una olla saltear en aceite de oliva las cebollas y los ajos con una pizca de sal marina para sacarle la dulzura hasta que estén transparentes. Añadir la espinaca, el apio, el calabacín verde y el perejil y cocinar por 5 minutos. Dejar a fuego lento por alrededor de 7 minutos hasta que los vegetales estén suaves. Dejar enfriar un poco y luego hacer la crema en la licuadora con los marañones remojados desde el día anterior y luego regresarlos a la estufa para calentar. Servir con un poco de perejil encima.

Sopa de Arvejas Verdes

INGREDIENTES

- 1 cucharada de aceite de oliva extra virgen

- 1 cebolla cortada

- 1 diente de ajo

- ½ cucharadita de sal marina

- 1 pizca de pimienta cayena, opcional

- 2 ½ tazas de arvejas (guisantes) verdes congeladas o frescas

- 5 tazas de caldo de vegetales o de pollo bajo en sodio y orgánico

- Jugo de 1/2 limón

- 1/3 taza de crema de marañón (ver la receta página 187)

- Tomillo

INSTRUCCIONES

- Añadir aceite de oliva a una olla sobre fuego medio-alto. Revolver las cebollas, el ajo, la sal marina con un toque de cayena y cocinar hasta que las cebollas estén suaves. Añadir las arvejas verdes y el caldo y dejar hervir. Luego bajar el fuego y dejar hervir por 10 minutos más o hasta que estén tiernas. Poner 1 taza del caldo afuera en un recipiente. Llevar el resto a la licuadora para hacer una sopa cremosa. Agregar la crema de marañones, el jugo de limón, el tomillo y un poco más de sal, si es necesario. Si la sopa está muy gruesa, añadir el resto del caldo. Poner en tazones o tazas y servir con un par de trozos de pollo asado o con 1/4 de aguacate.

Sopa de Lentejas y Puerro

INGREDIENTES

- 1 ½ tazas de lentejas orgánicas

- 4 cucharadas de hierbas aromáticas picadas (tomillo, romero, orégano y cilantro)

- 2 puerros (poros) lavados y cortados (descartar la parte verde y dura) en forma de moneda

- 4 zanahorias cortadas

- 2 tallos de apio cortados

- 1 puño de perejil

- 1 cabeza de brócoli cortada

- 8 tazas de caldo de vegetales o de pollo

- 4 cucharadas de aceite de oliva extra virgen

- Sal marina y pimienta al gusto...

INSTRUCCIONES

- En una olla grande sofreír gentilmente las lentejas y las hierbas a fuego lento con un poco de aceite de oliva hasta que esté cubierto. Añadir todos los vegetales y combinar bien sin dejar quemar. Cubrir con el caldo y ponerlo a hervir a fuego lento parcialmente por alrededor de 1 hora. Revolver frecuentemente para prevenir que se pegue y añadir más agua si se requiere. Hacer puré la sopa en la licuadora por tandas. Sazonar con sal marina y pimienta molida al gusto. Servir esta sopa con una bola de granos integrales (un cucharón mediano de quinua cocida, mijo o arroz integral) y un poco de cilantro o albahaca.

- Esta sopa servirá para 6 personas como primer plato en una cena. También es fantástica para mantenerla en el refrigerador y comer durante la semana (se mantendrá por bastantes días).

- Es un delicioso y rápido "arreglo de cena" en el invierno o una opción grandiosa de almuerzo para llevar al trabajo al siguiente día.

Sopa de Brócoli

INGREDIENTES

- 2 cucharadas de aceite de oliva

- 1 cebolla mediana cortada

- 3 o 4 cabezas de brócoli toscamente cortadas

- 6 tazas de agua

- ½ cucharadita de sal marina y pimienta al gusto.

INSTRUCCIONES

- Calentar el aceite en una olla grande y saltear las cebollas sobre fuego medio-bajo hasta que estén suaves por alrededor de 10 minutos. Añadir el brócoli y saltear por 10 minutos más. Incorporar el agua y cocinar hasta que el brócoli esté suave por alrededor de 8 minutos. Hacer puré la sopa caliente en tandas pequeñas en la licuadora, hasta que esté suave y cremosa. Recalentar y servir la sopa. Agregar tu salsa de marañones para darle un toque cremoso. ¡Que no falte el aguacate!

Sopa Desintoxicante

INGREDIENTES

- 1/2 libra de pavo molido

- 28 onzas de caldo de pollo orgánico y bajo en sodio

- 1 ½ tazas de agua

- 1 taza de lentejas

- 1 cebolla mediana cortada

- 4 tallos de apio cortado

- 4 zanahorias medianas cortadas

- 3 dientes de ajo picados

- 2 cucharadas de jengibre cortado

- 1 manzana mediana pelada y cortada

- ½ cucharaditas de pimienta negra molida

- 2 cucharaditas de polvo de curry amarillo

INSTRUCCIONES

- Lavar las lentejas y remojarlas en agua fría. Dorar el pavo en aceite de oliva. Saltear la cebolla, el ajo, el apio, las zanahorias y la manzana en aceite de oliva. Añadir pimienta y el polvo de curry para saltear los vegetales. Colar las lentejas. Calentar el caldo de pollo con el agua. Combinar todos los ingredientes en una olla grande y cocinar a fuego bajo por 4 horas. Añadir sal al gusto. Una olla de cocción lenta es ideal para hacer esta magnífica sopa limpiadora que es una delicia.

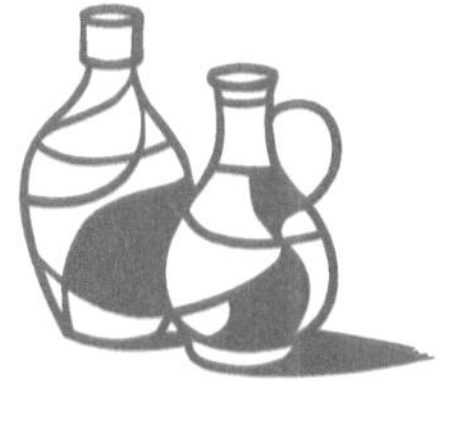

ADEREZOS Y SALSAS

Aceite de Cáñamo o Aderezo de Linaza

INGREDIENTES

• 3 cucharadas de aceite de cáñamo o linaza

• 3 cucharadas de vinagre de sidra de manzana

• 1 cucharadita de mostaza

• Sal al gusto

• Hemp seeds: Semillas de cáñamo. (Súper alimento)

INSTRUCCIONES

• Batir todos los ingredientes juntos hasta que estén mezclados. Este aderezo es sencillo y con un gran potencia de omegas, si te gusta ahorra tiempo haciendo 3 veces la receta y podrás tenerla lista. Puede durarte hasta una semana en el refrigerador.

Vinagreta Balsámica

INGREDIENTES

- 3 cucharadas de vinagre balsámico

- 3 cucharadas de aceite de oliva extra virgen

- 2 cucharadas de mostaza Dijon

- Una gota de estevia (opcional)

- 1/4 cucharadita de sal marina y pimienta al gusto

INSTRUCCIONES

- Mezclar los ingredientes del aderezo hasta que estén bien integrados y cremosos.

- Servir sobre una mezcla de vegetales verdes o ensalada de col rizada.

Tamari y Ajonjolí Simple

INGREDIENTES

- 2 cucharadas de aceite de ajonjolí

- 4 cucharaditas de salsa tamari o aminoácidos de coco

- ½ limón en zumo

INSTRUCCIONES

- Batir todos los ingredientes hasta que estén mezclados.

Limón Simple

INGREDIENTES

- 2 cucharadas de zumo de limón

- 4 cucharadas de aceite de oliva

- -1/4 cucharadita sal marina y pimienta a gusto.

- 1 cucharada de tu hierba fresca favorita: cilantro, albahaca o perejil (opcional)

INSTRUCCIONES

- Batir todos los ingredientes hasta que estén mezclados.

Tahini con Limón

INGREDIENTES

- 2 cucharadas de tahini

- Zumo de 1 limón

- Sal marina al gusto

- 2 cucharaditas de aceite de oliva

INSTRUCCIONES

- Batir todos los ingredientes hasta que estén mezclados. Puedes hacer la sustancia más ligera añadiendo cucharadas de agua si prefieres tus aderezos más aguados. Es deliciosa, triplica la fórmula y tenla lista en la nevera hasta por 1 semana.

Hierbas Frescas, Aceite de Oliva y Limón

INGREDIENTES

- 4 cucharadas de aceite de oliva

- 1/3 taza de perejil en trocitos

- 1/3 taza de albahaca en trocitos

- 1/3 taza de cilantro fresco o menta en trocitos

- Zumo de 1 limón

- 1/2 cucharadita de sal marina y pimienta al gusto

INSTRUCCIONES

- Añadir todos los ingredientes a un tazón. Agregarlos junto a las hierbas frescas, el limón, el aceite de oliva y la sal marina.

Queso Crema de Anacardos

INGREDIENTES

- 1 ½ taza de nueces de anacardos (cashews) sin rostizar y sin sal

- 1/3 taza de agua

- 2 cucharaditas de zumo de limón recién exprimido

- 1 diente de ajo finamente triturado

- ½ cucharaditas de sal marina fina

- Pimienta recién triturada

- Opcional: 1/2 cucharadita de levadura nutricional (ingrediente que da sabor a queso)

INSTRUCCIONES PARA EL QUESO

- Poner las nueces en un tazón de ensalada, cubrirlas con agua fresca y dejar que se mojen en agua caliente por 2 horas.

- Drenar las nueces y pasarlas a un procesador de comida o licuadora.

- Añadir el agua y el resto de los ingredientes. Mezclar hasta que se haga puré.

- Agregar un poco más de agua y volver a mezclar para ajustar la consistencia si es necesario.

- Transferir a un tazón, cubrirlo y dejar reposar en algún lugar por 24 horas antes de ponerlo en el refrigerador.

- Se mantendrá bien por 5 días.

¡Queso crema para la pasta libre de gluten o para lo que gustes!!

Vinagreta de Comino y Limón

INGREDIENTES

- 4 cucharadas de aceite de oliva

- Jugo de 2 limones

- ½ cucharadita de comino

- 1/3 taza de cilantro o albahaca en trocitos

- 1/2 cucharadita de sal marina y pimienta al gusto Instrucciones

Añadir todos los ingredientes a un tazón y mezclarlos juntos.

Condimento de Taco sin Pimientos

INGREDIENTES

- ½ cucharadita de polvo de ajo

- ¼ cucharadita de polvo de cebolla

- ½ cucharadita de orégano deshidratado

- 1 ½ cucharadita de comino molido

- 1 cucharadita de sal marina

- 1 cucharadita de pimienta negra

INSTRUCCIONES

- Mezclar bien todos los ingredientes y conservar para su uso.

Salsa Roja Marinada para Pastas Libres de Gluten

INGREDIENTES

- 1/3 taza de aceite de oliva extra virgen

- 1 cebolla en trozos finos

- 1 diente de ajo en trozos finos (opcional)

- 3 cucharadas de zumo de limón fresco

- 1 cucharada de vinagre balsámico

- 2 cucharadas de vinagre de vino rojo

- 1 lata (8oz) de remolacha drenada (horneadas o en puré)

- 1 lata (15oz) de puré de calabaza

- 1 cucharadita de sal

- Pimienta negra

- 1/3 taza de albahaca en trozos

INSTRUCCIONES

- Saltear las cebollas y el ajo en aceite hasta que esté transparente y ligeramente dorada.

- Añadir el zumo de limón y los vinagres. Hervir por 5 minutos a fuego lento.

- Mezclar los ingredientes restantes. Dejar hervir a fuego lento por otros 5 minutos.

- Si la salsa está muy espesa, añadir agua para hacerla más ligera. Probar para condimentarla.

- Servir caliente sobre tu pasta libre de gluten.

- Si quieres agregar proteína a esta salsa, puedes añadir pollo en trozos y arvejas (guisantes) y lo dejas cocer a fuego medio bajo por 10 minutos. Esta es otra forma de transformar esta salsa para comer con pasta de arroz. Preparar bastante salsa marinara es una gran idea para hacerla días después como si fuera otra receta.

Aderezo de Marañones (Nuez de la India)

INGREDIENTES

- 1/2 taza de marañones crudos

- 1/2 cucharadita de jengibre recién rallado

- 1 diente de ajo rallado

- 2 cucharadas de tamari (libre de gluten o amino cocos)

- 1 cucharada de vinagre de arroz integral

- 1 cucharada de aceite de ajonjolí

- 2 cucharadas de agua

- Pizca de pimienta roja o cayena

INSTRUCCIONES

- Poner los anacardos en un procesador o licuadora hasta que se haga una pasta suave (tomará 2 a 3 minutos). Agregarle y combinar la crema de anacardos con los ingredientes sobrantes y mezclarlos hasta que quede una salsa suave. Es ideal para usarla como crema para las sopas o como aderezo de ensaladas.

Vinagreta Esencial

INGREDIENTES

- ½ taza de aceite de oliva

- ¼ de taza de jugo de limón

- ½ cucharadita de comino

- 1/3 taza de menta o estragón picado

- 1/2 cucharadita de sal y pimienta molida fresca al gusto

INSTRUCCIONES

- Combinar todos los ingredientes en la licuadora o batir a mano vigorosamente. Agregar el aderezo a tu ensalada de quinoa o tu favorita.

Salsa de Chimichurri

INGREDIENTES

- 1 taza de perejil finamente picado

- 1/2 taza de albahaca finamente picada

- 2 dientes de ajo finamente picados

- Jugo de 2 limones pequeños

- 1 taza de aceite de oliva extra virgen o más si ves que está un poco seca.

- Sal y pimienta al gusto

INSTRUCCIONES

- Mezclar muy bien todos los ingredientes de la salsa y probarla, luego ajustar si es necesario.

- Esta salsa acompaña muy bien las proteínas a la plancha como pollo, pescados, hongos y vegetales.

Salsa Pesto

INGREDIENTES

- 2 tazas de perejil

- 1/3 taza de piñones o pistachos tostados en una sartén sin dejarlos quemar

- 1 diente de ajo

- ½ taza de aceite de oliva

- 1/2 cucharadita de sal marina y pimienta fresca al gusto

INSTRUCCIONES

- Mezclar todos los ingredientes en un procesador hasta quedar una salsa verde. Ideal para combinarla con pasta libre de gluten o en una ensalada.

Salsa de Mango

INGREDIENTES

- 1 mango maduro pelado y en cubos de ½ pulgada

- 1/8 taza de cilantro picado

- 2 cucharaditas de raíz de jengibre rallada y pelada

- Jugo de un limón fresco y su piel rallada

INSTRUCCIONES

- Triturar los pedazos de mango, cilantro y jengibre, añadir jugo de lima fresco con la piel rallada y llevar todo a la licuadora. Agrega un poquito de agua si es necesario para lograr la textura de una salsa. Dejar algunos pedazos de mango aparte si quiere agregar un poco más de textura.

Vinagreta de Mostaza Dulce

INGREDIENTES

- 1/2 taza de aceite de oliva

- 1/8 taza de vinagre de sidra de manzana

- 1 cucharada de mostaza Dijon con semillas

- 1 limón

- 1 cucharadita de néctar de coco

- 1/2 cucharadita de sal marina

- Pimienta negra recién molida

INSTRUCCIONES

- Mezclar el aceite de oliva, la mostaza, el vinagre de sidra de manzana y el resto de los ingredientes en un recipiente y batir.

Sazón de Pimienta-Limón

INGREDIENTES

- 1/3 taza de granos de pimienta negra molida

- Ralladura de dos limones (2 a 3 cucharadas)

- 2 cucharaditas de cilantro picado

- 2 cucharaditas de ajo granulado o molido orgánico (NO sal de ajo)

- 3 cucharaditas de tomillo deshidratado

- 2 cucharaditas de orégano deshidratado

- 1 cucharadita de sal marina

INSTRUCCIONES

- En un recipiente mediano, mezclar la pimienta negra recién molida con la piel de limón. Presionar la piel del limón contra la pimienta mientras mezcla para que libere los aceites. Añadir los ingredientes adicionales y revolver. Conservar en un jarrón sellado y mantener en el refrigerador hasta la siguiente vez que lo necesites. Servir con los espárragos rostizados en el horno y los hongos salteados. Es ideal para sazonar pollo y pescado al horno o a la parrilla.

Aderezo Balsámico

INGREDIENTES

- 3 dientes de ajo picados o presionados

- 1 cucharada de mostaza

- 2 cucharadas de tamari libre de trigo o salsa amino cocos

- ¼ taza de vinagre balsámico

- ½ taza de aceite de oliva

- 1/2 cucharadita de sal y pimienta al gusto

INSTRUCCIONES

- Batir hasta que esté todo mezclado.

Salsa Ranch o Mayo Vegana

INGREDIENTES

- 1 taza de anacardos crudos, bañados en agua caliente por 2 horas y escurridos

- ¼ taza de jugo de limón fresco

- ¼ taza de vinagre de sidra de manzana

- 8 o 10 gotas de estevia líquida

- 2 dientes de ajo grandes

- 2 cucharadas de cebolla roja

- 1 ½ cucharada de sal marina

- 1 cucharada de perejil picado finamente

- ½ cucharada de eneldo fresco finamente picado

- 1 trozo de cebolla larga bien picado

INSTRUCCIONES

- Poner los ingredientes, excepto las hierbas frescas (perejil y eneldo), en la licuadora y hacer puré hasta que esté bien cremoso y suave. Si lo usarás como salsa o dip, métdelo en un contenedor aislado de aire y déjalo reposar por 2 horas

- Para que cuaje y se ponga grueso antes de servir. Si lo usas como un aderezo, añade ½ taza de agua filtrada para hacerlo más delgado.

- Usualmente, se conserva en la nevera hasta por 10 días así que podrá ponerse más espeso, pero cada vez que lo quieras consumir como vinagreta para tus ensaladas puede sacar un poco y agrégale agua y zumo de limón para mejorarla a una textura más líquida.

Aderezo de Tahini con Jengibre

INGREDIENTES

- ½ taza de aceite de oliva

- ½ taza de tahini (mantequilla de ajonjolí)

- ½ taza de agua

- 2 cucharadas de vinagre de vino tinto o frutas

- ¼ taza de salsa tamari libre de trigo o salsa amino cocos

- 2 cucharadas de jugo de limón

- 1 cucharadita de jengibre molido

- 1 diente de ajo triturado

- 1/2 cucharadita de sal marina y pimienta negra al gusto

INSTRUCCIONES

¡Licuar todos los ingredientes y a disfrutar!

Aderezo de Aguacate

INGREDIENTES

- 1 aguacate maduro y cortado

- 1/2 cebolla finamente picada

- 1 diente de ajo picado

- 1 puño de cilantro fresco

- 1 puño de albahaca fresca

- Jugo de 2 limones al gusto

- 1/2 taza de agua o un poco más según sea necesario

- 1/2 cucharadita de sal marina y pimienta al gusto

- ½ cucharadita de vinagre de sidra

INSTRUCCIONES

¡Licua y disfruta!

Aderezo de la Diosa Verde

INGREDIENTES

- ½ taza de tahini o mantequilla de ajonjolí

- ½ taza de aceite de oliva extra virgen

- 2 cucharadas de vinagre de sidra de manzana

- 3 cucharadas de jugo de limón

- 2 dientes de ajo picado

- ¼ taza de hojas de cilantro fresco

- ¼ taza de hojas de perejil fresco

- ¼ taza de hojas de albahaca frescas

- ½ cebolla pequeña toscamente picada

- ½ cucharadita de sal marina

INSTRUCCIONES

- En una licuadora hacer un puré con todos los ingredientes excepto las hierbas frescas, hasta que el aderezo esté suave y cremoso. Luego añadir las hierbas y licuar nuevamente. Guardar en el refrigerador por hasta una semana.

Aderezo Asiático

INGREDIENTES

- ¼ taza de vinagre de arroz integral

- 1/3 taza de aceite de oliva extra virgen

- 2 cucharadas de aceite de ajonjolí tostado

- 10 gotas de estevia líquida

- 1 cucharada de tamari libre de trigo o salsa amino cocos

- 1 cucharada de jengibre recién rallado

- 1 manojo de cebolla larga cortada en pedazos delgados

INSTRUCCIONES

- Batir todos los ingredientes en un recipiente.

Vinagreta de Mostaza

INGREDIENTES

- 2 cucharadas de cebolla roja finamente picada

- 1 cucharada de mostaza Dijon con semillas

- 1 cucharada de vinagre de sidra de manzana

- 3 cucharadas de aceite de oliva extra virgen

- 1 cucharada de zumo de naranja

- 1/2 cucharadita de sal y pimienta al gusto

INSTRUCCIONES

- Batir todos los ingredientes en un recipiente.

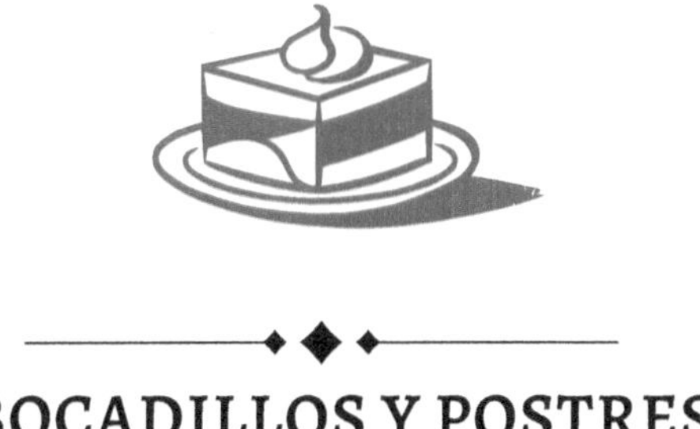

BOCADILLOS Y POSTRES

Trufas de Energía y Dátiles

INGREDIENTES

- 1 taza de dátiles

- ¼ taza de nueces del nogal o nueces del Brasil

- ¼ taza de semillas de girasol

- Una pizca de sal

- ½ taza de coco rallado

INSTRUCCIONES

- Poner todos los ingredientes en un procesador de comidas, excepto el coco rallado, triturar muy bien. Lleva la preparación a un recipiente y forma bolas pequeñas.

- Volcar las bolas sobre el coco rallado. Ahora a disfrutar de estas deliciosas trufas.

Poderoso Pudín de Semillas de Chía

INGREDIENTES

- ½ taza de semillas de chía

- 3 1/2 tazas de leche de almendras o de coco sin azúcar

- 2 cucharadas de polvo de proteína de vainilla vegana

- Estevia líquida para endulzar, alrededor de 10 a 12 gotas

INSTRUCCIONES

- Combinar todos los ingredientes en un contenedor con tapa hermética. Batir para incorporar. Refrigerar por al menos 4 horas o por la noche batiendo ocasionalmente. Las semillas absorberán el líquido y crearán una textura parecida a la gelatina o la tapioca. Servir solo o con frutos rojos frescos. Puedes darle un toque dulce con dátiles, ciruelas pasas o ½ banano.

Botes de Pepino y Aguacate

INGREDIENTES

- 1 pepino largo o 2 pepinos pequeños

- 1/2 aguacate triturado sazonado con limón y sal marina

INSTRUCCIONES

- Rebanar los pepinos a la mitad y a lo largo y con una cuchara retirar las semillas dándoles forma de botes. Poner el puré de aguacate adentro. Sazonar con semillas de ajonjolí, sal y rociar con un poco de levadura nutricional y con salsa de aminoácidos de coco.

Queso de Marañones (Nuez de la India / Cashews)

INGREDIENTES

- 2 tazas de marañones crudos y remojados en agua desde la noche anterior

- 1 cucharada de jugo de limón

- 1/2 cucharadita de sal marina

- ¼ taza de agua, para adelgazar la mezcla

- 1 cápsula de prebiótico (opcional)

- 1/2 cucharadita de levadura nutricional (opcional)

- 2 cucharadas de hierbas cortadas frescas (perejil, cebollino, romero, eneldo, etc).

INSTRUCCIONES

- Retirar el agua del remojo de los marañones (anacardos) y licuarlos con el jugo de limón y la sal. Procesar hasta que quede suave pero grueso (usar el agua que se necesite para adelgazar la pasta). La consistencia debe ser parecida a la de un queso de cabra. Usar una espátula de plástico para transferirlo a un recipiente grande. Puedes escoger fermentar el queso por la noche. Si lo deseas, añade una cápsula de prebiótico y/o levadura nutricional, mezclar muy bien. Cubrir con plástico y dejar reposar en un lugar cálido de 8 a 12 horas. Sazonar con hierbas frescas y refrigerar por hasta una semana.

Yogurt de Coco

INGREDIENTES

- 2 latas de leche de coco con toda la grasa

- 1 cápsula de probiótico

- Estevia líquida al gusto o 1 cucharada de néctar de coco.

- Termómetro de cocina

INSTRUCCIONES

- Calentar la leche de coco en una olla hasta que esté hirviendo. Remover del calor y dejar enfriar a 108 grados. Abrir la cápsula de prebiótico y añadirlo a la leche de coco, revolver con un batidor. Incorporar la preparación en 2 frascos de cristal, cubrirlos con un trapo de queso y dejar reposar en un lugar cálido de 8 a 12 horas. Luego guardar en el refrigerador de 3 a 6 días. Una vez fermentado puedes darle un poco de dulce con la estevia o néctar de coco. Esto pueden también agregarse en los moldes de cubos de hielo en el congelador y licuarlos para darle un gusto cremoso y helado a tus jugos de la mañana.

Trufas de Proteína de Chocolate Vegano

INGREDIENTES

- 3 cucharadas de polvo de proteína vegetal de sabor a chocolate

- 2 cucharadas de polvo de cacao crudo

- 1 cucharada de polvo de maca (opcional)

- 2 cucharadas de harina de coco cruda

- ½ taza de leche de coco o de almendras

- 2 o 3 gotas de líquida (opcional)

- Coco rallado sin azúcar

- Trozos de cacao crudo para enrollar las trufas

INSTRUCCIONES

- Mezclar los polvos de proteína, cacao y maca junto con la harina en un recipiente. Lentamente, añadir la leche de almendras o de coco y la estevia líquida, revolver con tenedor. Añadir el líquido hasta que su consistencia esté dura pero suave, como la mantequilla de almendra. Con las manos armar bolas del tamaño de un bocado y enrollarlas sobre el coco sin dulce y los trozos de cacao para cubrirlas. Guardar en el refrigerador de 3 a 4 días.

Tips para comer por fuera mientras realizas la limpieza

Los platillos de restaurantes pueden ser potencialmente dañinos para alguien que está haciendo una limpieza. Cócteles, vino, canastas de pan caliente, grandes cantidades de mantequilla, sal, azúcar y salsas escondidas en la mayoría de las entradas o menús de postres tentadores ejercen presión para 'pecar'. La mejor estrategia para navegar esta agua misteriosa (durante e incluso después de tu limpieza) es planear con tiempo.

La mayoría de los restaurantes tienen sus menús en línea

Una excelente idea es hacer la búsqueda de los restaurantes que ofrecen comida saludable, orgánica y local, muchos son veganos, vegetarianos y con opciones libres de gluten. Solo toma un par de minutos para escanear el menú antes de tu cita.

Siempre encuentra una buena fuente de proteína primero, preferiblemente orgánicos y con animales de campo o pescados salvajes.

Cuando ordenes, pídelo "simplemente asado", sin nada de mantequilla o salsas.

Luego acompaña con algunos vegetales hervidos al lado, asegúrate de que nada de los agregados tenga productos con lactosa o gluten. La mayoría de los aderezos en restaurantes contienen mucho azúcar añadido, así que ordénalo aparte, o aún mejor, pregunta por si tienen vinagre balsámico y aceite de oliva y adereza ligeramente la ensalada a tu gusto.

Evita aderezos y salsas de frasco. Pide lima o limón, sal, pimienta negra y aceite de oliva.

Si estás inseguro sobre las opciones del menú, puedes llamar al restaurante con tiempo y preguntar si pueden preparar tu comida de esta manera… solo tomará algunos minutos y puede ahorrarte el problema y el complique de cuando estás en la mesa, especialmente cenando con amigos o clientes.

Lo más importante es que no tengas miedo o pena de pedir algo especial. ¡Créeme, no eres la única persona que tiene restricciones dietarias!

Si tus acompañantes te molestan sobre tu decisión del menú o te presionan a tomarte un vino o un cóctel, simplemente explícales que te has comprometido con un programa de 3 semanas para incrementar tu salud y calidad de vida, ¡y que te estás sintiendo excelente! ¡Lo más seguro es que la mayoría hayan notado tu cambio y lo fresca y brillante que

---

Una última nota. Trata de limitar tus comidas en restaurante a lo más mínimo durante el plan de los 21 días. Por ejemplo, si tienes una cena de negocios o un almuerzo con clientes que no puedes evitar, estarás bien si sigues el protocolo de arriba. Sin embargo, si simplemente irás a una cena en la noche con tu amada/o, considera cocinar por tu cuenta una comida limpia en casa y disfrutar de algo de tiempo juntos hablando, cantando o siendo íntimos sin las distracciones de un restaurante.

¡Recuerda, esta limpieza es también un tiempo para reflexionar y conectarse, así que toma todas las ventajas de estas oportunidades.

CAPÍTULO 6
INTEGRANDO EL CAMBIO

Reintroducción de Alimentos

Descubre tu huella personal para una vida limpia

El propósito del proceso de reintroducción es el poder identificar desencadenantes tóxicos. Los desencadenantes tóxicos son aquellas comidas que causan inflamación, irritación y malestar digestivo. Lo más probable es que estés consumiendo algunos antes de empezar el programa sin siquiera darte cuenta.

Una de las razones principales por las cuales te sientes mejor mientras estás realizando el programa, es porque estás removiendo los desencadenantes de toxinas más comunes y le estás dando un nuevo comienzo a tu sistema digestivo e inmunológico.

Ahora, el objetivo es poder descubrir cuáles son tus desencadenantes tóxicos específicos al seguir un período de prueba de siete días.

Si simplemente vuelves a tu dieta normal, inmediatamente después del programa, sin saber cuáles son tus desencadenantes tóxicos, puede que te sientas "raro o apagado" y no sabrás el por qué.

Tomémonos un momento para poder entender como podemos identificar un desencadenante tóxico.

Desencadenantes Tóxicos

Los desencadenantes tóxicos son comidas que a menudo saben delicioso, pero dejan una sensación de sentirse mal o apagado. Pueden causar altibajos en el estado del ánimo, malestar digestivo, hinchazón y fatiga. Los desencadenantes tóxicos más comunes son el gluten, los lácteos, el azúcar procesada, la cafeína y el alcohol. Poder librarte de tus desencadenantes tóxicos, sin duda alguna, va a mejorar tu salud y prevendrá tus altibajos en estado del ánimo, peso y energía.

Durante el proceso de reintroducción tú te enfocarás en los dos desencadenantes tóxicos más comunes: el gluten y los lácteos.

Quiero recalcar lo importante que es el poder identificar los desencadenantes tóxicos. Es en realidad la base para poder vivir una vida limpia.

Reacciones y sensibilidad a los alimentos

REPASEMOS LAS POSIBLES REACCIONES QUE PUDISTE HABER TENIDO DURANTE LOS ÚLTIMOS DÍAS.

Ninguna reacción: No tuve ninguna reacción a ninguna de las comidas excluidas.

Reacción leve: Tuve una reacción notable a la comida. Ejemplos: me sentí hinchado y con gases; me sentí cansado; me sentí deshidratado; me sentí con picazón; me sentí incómodo; mi sueño estaba descuadrado; me sentí un poco nublado en mis pensamientos.

Reacción fuerte: Tuve una reacción negativa y fuerte a la comida. Ejemplos: me sentí enfermo; desarrollé mucha mucosa; tuve un dolor de cabeza fuerte; me sonrojé; me dio mucho estreñimiento; desarrollé un sarpullido; tuve problemas para dormir; sentí como si tuviera un resfriado o síntomas de influenza; tuve diarrea; me puse bravo o enojado.

Échale un vistazo a tu diario. ¿Qué tipo de reacciones tuviste al consumir gluten o lácteos? Si tuviste una reacción leve o fuerte a alguna de estas comidas, lo más probable es que estos sean desencadenantes tóxicos para ti.

El poder descubrir si el gluten o los lácteos son desencadenantes tóxicos para ti, puede ser un descubrimiento asombroso. Lo que este descubrimiento significa es que estas comidas puedan estar afectándote sin tú darte cuenta. Pero ya no más. Ya estás de nuevo encima de todo esto.

¿Entonces ahora qué? ¿Qué haces después de que has descubierto con certeza de que el gluten o los lácteos son desencadenantes tóxicos tuyos? Es hora de crear un plan de acción.

Identifica tu sensibilidad a los alimentos eliminados

CÓMO COMENZAR

Poder empezar con el proceso de reintroducción es fácil. Ahora que has terminado la fase de los batidos y los suplementos, continúa comiendo tres comidas sólidas al día que sean parte de la Dieta Limpia. Durante los siguientes siete días vas a ir introduciendo gluten y lácteos a tu dieta y vas a ir viendo cómo te van afectando.

PASO 1: Reintroduce gluten, 2 a 3 veces al día, por 2 días

Lunes	Martes	Miércoles	Jueves	Viernes	Sábado	Domingo
Gluten	Gluten	Limpio	Limpio	Lácteos	Lácteos	Reflexiona solo limpio

En el primer y segundo día de la semana de reintroducción, vas a estar comenzando a introducir gluten a tu dieta. Come gluten dos a tres veces al día, por dos días, y después nota como te sientes durante las siguientes 48 horas. Seguirás comiendo de la dieta limpia, la única diferencia es que le añadirás el gluten y verás si es uno de los desencadenantes tóxicos tuyos.

La reintroducción del gluten por sí solo es simple. Por ejemplo, añade tostadas o cereal de trigo (con leche de almendras) a tu desayuno y luego un poco de pasta para el almuerzo o la cena. No incluyas ningún lácteo o ninguno de los otros objetos excluidos aún. El objetivo es poder aislar una comida excluida a la vez para poder determinar si es uno de los desencadenantes tóxicos tuyos. Por ejemplo, un sándwich con pan y queso o cereal con leche de vaca no serían la mejor opción, ya que estarías incluyendo ambas, gluten y lácteos. Si no te cae bien, no podrá ser claro si fue el gluten o los lácteos los que fueron los desencadenantes tóxicos.

PASO 2: Mantén un registro de tus reacciones en un diario

Utiliza el diario para poder tener un récord de cualquier reacción que puedas tener al gluten. Esto puede incluir sentir llenura, rupturas de piel, una mente un poco borrosa o estreñimiento. No todo el mundo reacciona al gluten de la misma manera. Algunas personas pueden notar sus reacciones inmediatamente. Otros pueden notar sus reacciones al siguiente día. Por eso es importante hacer un período de prueba al gluten durante el transcurso de dos días. Si tú reaccionas severamente a cualquiera de las comidas, no hay ninguna razón para continuar comiéndolas por dos días.

Las Siguientes Preguntas te Ayudarán a Guiarte:

Justo después: ¿Pasa alguna cosa pronto, después de haber comido esto, como por ejemplo empiezas a tener moquera en la nariz o mucosa en tu garganta (típico de la leche), o fatiga, llenura, o dolor de cabeza (típico del trigo)?

Energía: ¿Cómo están tus niveles de energía? Un tazón de pasta de trigo en la noche, por ejemplo, puede hacerte sentir muy cansado después de haberla comido o cuando te levantes la mañana siguiente.

Intestinos: ¿Cómo se encuentran tus movimientos intestinales al siguiente día? ¿Fueron iguales de frecuentes e igual de fáciles de eliminar como lo fueron durante el programa?

Sueño: ¿Has estado durmiendo mal? ¿Has tenido sueños intensos o pesadillas? ¿Te has despertado en medio de la noche?

Emociones: ¿Cómo te sientes emocionalmente al siguiente día? ¿Estás enojado, con mal humor o irritable?

PASO 3: Come de la Dieta Limpia por dos días
Después de haber reintroducido el gluten es importante el volver a la Dieta Limpia. Por los siguientes dos días come tres comidas al día exclusivamente de la Dieta Limpia.

El tomarse dos días para poder comer de la Dieta Limpia, te da la oportunidad de hacer un borrón y cuenta nueva y poder prepararte para después hacer un período de prueba para el siguiente posible desencadenante tóxico, los lácteos.

PASO 4: Reintroduce los lácteos, 2 a 3 veces al día por 2 días
Por los siguientes dos días empezarás a reintroducir lácteos a tu dieta. Come lácteos dos a tres veces al día, por dos días y luego nota como te sientes durante las siguientes 48 horas. Una vez más, seguirás comiendo de la

Dieta Limpia, la única diferencia es que estarás añadiendo los lácteos para ver si es uno de tus desencadenantes tóxicos.

Para reintroducir los lácteos intenta tomar un vaso de leche en la mañana y unos pocos pedazos de queso con tu almuerzo o cena. Es importante el evitar consumir lácteos en combinación con otras comidas excluidas.

PASO 5: Repasa tu diario
Ahora que ya hemos probado ambos, el gluten y los lácteos, es hora de repasar tu diario. Tu objetivo aquí es poder descifrar si el gluten o los lácteos son desencadenantes tóxicos para ti. La manera de determinar se hace al poder entender qué tan fuertes han sido tus reacciones a estas comidas.

"LA SALUD ES TU VIDA SUCEDIENDO BIEN"

CAPÍTULO 7
CONCLUSIONES

Después de terminar este magnífico programa entenderás cuáles son los alimentos que pueden ser tus 'enemigos silenciosos' y que en definitiva atentan contra tu salud.

Por eso, seguir la última fase, la reintroducción de alimentos eliminados es muy importante porque podrás percibir en tu cuerpo síntomas como inflamación, gases, dolor de cabeza, flemas, flujo mucoso, irritación, rasquiña, marcas en la piel, estreñimiento o diarrea, inclusive cambios en tu temperamento como ansiedad o enojo.

Esto es producto de la información recibida por estos alimentos que vuelven a ingresar en un cuerpo limpio después de 21 días. La mejor manera de tener una respuesta clara es experimentándolo en 'carne propia'.

El poder identificar cuáles son esos alimentos que te producen más sensibilidad, te ayudará a disminuirlos o eliminarlos definitivamente de tu vida. Un cuerpo limpio después de 21 días es un sistema de comunicación magnífico que te genera conexión con tu sistema cerebral y tus pensamientos, incluso tus propósitos los verás mucho más enfocados y menos tóxicos.

Con estos conocimientos sabrás cuál es el lenguaje de tu cuerpo porque cada alimento es información convertida en reacciones de bienestar o malestar. Ahora tendrás más control de tu salud y de tus hábitos alimenticios.

Si logras completar este plan descubrías una mejor versión de ti mismo, estarás encaminado a tener una alimentación consiente, comerás lo que tu cuerpo necesita y le hace bien, pero disfrutando de deliciosas recetas, fáciles, prácticas y gourmet que te ofrezco en este libro.

La idea de este plan es practicarlo dos veces al año con el propósito de recordarle a tu cuerpo que hay que crear un hábito de 'alimentación antiinflamatoria'. Solo se necesitan 21 días para que tu cerebro reconozca un nuevo hábito, 33 días para iniciarse y 66 días para haber logrado un nuevo estilo de vida. Esta es mi tabla numérica que le permite al cuerpo aprender a seleccionar sus comidas.

Si logras esta parte de la alimentación entonces el círculo de la vida que vez al final del libro te mostrará que hay más áreas por nutrir.

Una de las áreas más difíciles de cambiar es la alimentación adquirida por nuestras tradiciones y cultura gastronómica, pero al practicarlo 2 veces al año, y viendo tan buenos resultados en tu salud, querrás también nutrir otras áreas de tu vida como las relaciones personales, la vida espiritual, la educación o las finanzas. ¡Todo está conectado!

Este plan no solo te enseña a planear una Cocina Healthy, sino también a planear la mejor versión de ti mismo.

CAPÍTULO 8
EL CÍRCULO DE LA VIDA

Descubre qué alimento primario te falta y cómo puedes infundir dicha y satisfacción en tu vida.

Como luce tu vida?

1. Coloca un punto en cada categoría para indicar tu nivel de satisfacción en cada área. Dibuja un punto hacia el centro del círculo para indicar insatisfacción o en la periferia del mismo para indicar satisfacción. La mayoría de las personas se ubican en algún lugar del medio. (Ve el ejemplo)

2. Conecta los puntos para que puedas ver tu Círculo de la vida.

3. Identifica las áreas en desequilibrio. Determina dónde deberías invertir más tiempo y energía para crear un balance.

EJEMPLO

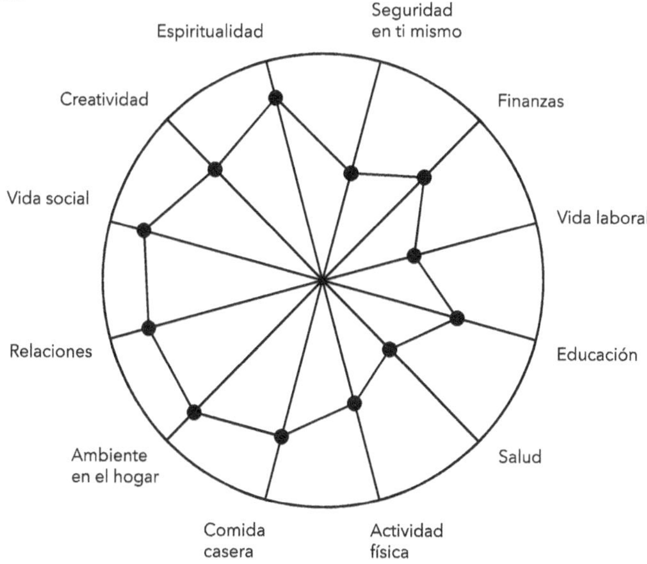

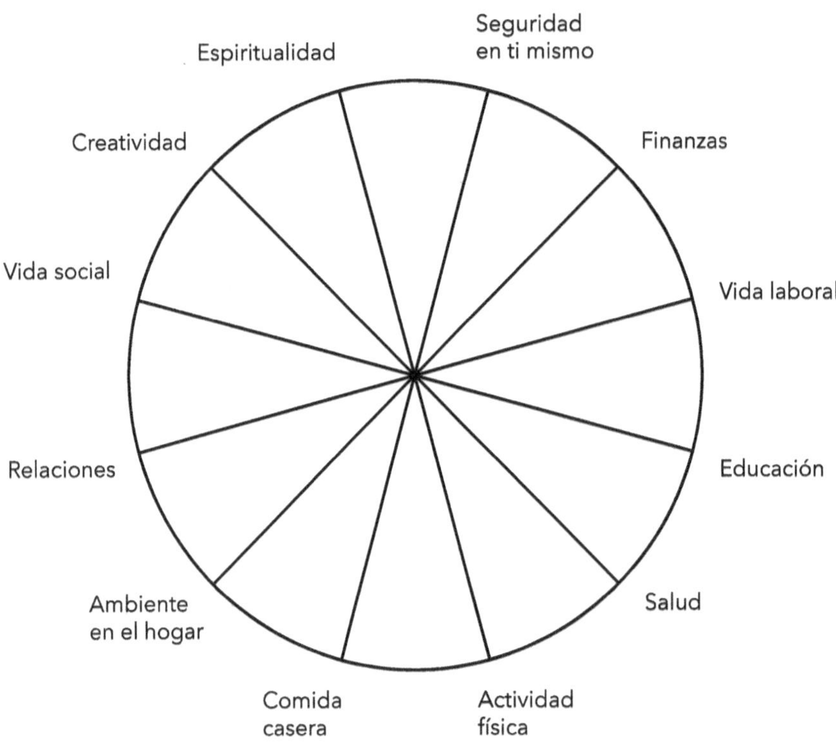

Seguridad
en ti mismo
Espiritualidad
Creatividad
Finanzas
Vida social
Vida laboral
Relaciones
Educación
Ambiente
en el hogar
Salud
Comida
casera
Actividad
física

CONCLUSIÓN

A lo largo de este libro has aprendido que la salud no se trata de restricciones extremas ni de vivir en lucha con la comida. Se trata de conocimiento, de elección, de respeto por tu biología y por tu energía vital. Se trata de comprender que lo que comes no solo alimenta tu cuerpo, sino que también influye en tu mente, en tus emociones y en tu claridad para vivir.

Cuando llegas al final de este plan, ya no ves la comida de la misma manera. Ahora sabes que algunos alimentos, aunque parezcan inofensivos, pueden convertirse en enemigos silenciosos para tu salud. Y también sabes que tu cuerpo siempre responde, siempre habla... solo que ahora has aprendido a escucharlo.

La fase de reintroducción te permite algo invaluable: observar con claridad cómo reaccionas a ciertos alimentos. Inflamación, gases, dolor de cabeza, mucosidad, irritación en la piel, cambios en el ánimo o en tu energía ya no son "cosas normales". Ahora los reconoces como mensajes. Tu cuerpo te informa qué le nutre y qué le perjudica.

Después de 21 días de limpieza, el cuerpo se vuelve más sensible y más sabio. La mejor manera de entenderlo es viviéndolo en tu propia experiencia. Cuando sientes en carne propia la diferencia entre inflamación y ligereza, entre cansancio y vitalidad, entre mente nublada y claridad, despiertas una nueva conciencia sobre ti.

Identificar los alimentos que más te afectan te ayuda a reducirlos o eliminarlos con mayor facilidad. Un cuerpo limpio se convierte en un sistema de comunicación más claro entre tu digestión, tu mente, tus emociones y tu energía vital. Tus pensamientos se vuelven más enfocados, tu estado de ánimo más estable y tu bienestar más profundo.

Ahora comprendes que cada alimento es información. Información que se traduce en bienestar... o en malestar. Y lo más poderoso es que hoy tienes el conocimiento para interpretar esa información.

Tal vez empezaste este libro buscando bajar de peso o desinflamar tu cuerpo. Y sí, esos cambios pueden llegar. Pero el regalo más grande va más allá del físico: es recuperar tu conexión contigo, aprender a escuchar las señales de tu cuerpo con respeto y descubrir que tu bienestar es un proceso vivo, no un destino lejano.

Si completas este plan con compromiso, descubres una mejor versión de ti. Empiezas a desarrollar una alimentación más consciente, comes lo que tu cuerpo realmente necesita y disfrutas recetas deliciosas, fáciles, prácticas y llenas de vida.

Este no es un plan para hacer una sola vez. Es una herramienta que puedes practicar una o dos veces al año para recordarle a tu cuerpo su capacidad natural de limpiarse, regenerarse y volver al equilibrio. Solo se necesitan 21 días para iniciar un nuevo hábito, 33 días para consolidarlo y 66 días para integrarlo como parte de tu estilo de vida. Paso a paso, tu cuerpo aprende a elegir lo que le hace bien.

Y algo maravilloso ocurre cuando empiezas a nutrir tu cuerpo: también quieres nutrir otras áreas de tu vida. Tus relaciones, tu energía, tu descanso, tu forma de pensar, tus decisiones... todo comienza a alinearse. Porque todo está conectado.

Este plan no solo te enseña a crear una Cocina Healthy.

Te enseña a crear una vida más consciente.

La salud no es perfección. Es práctica. Es volver a elegir, una y otra vez, lo que te acerca a sentirte bien.

Hoy tienes herramientas. Tienes conocimiento. Tienes una guía. Ahora también tienes algo más valioso: conciencia.

Confía en tu cuerpo. Confía en tu proceso. Confía en que cada pequeño cambio suma.

Y recuerda: no estás empezando una dieta, estás iniciando una relación nueva contigo.

Bibliografía

Junger, A (Abril 28 2014) Clean Eat.
(ISBN 978-0-06-232781-9) Harper Collins
- www.cleanprogram.com

Rosen, K (2015) Plenish
(ISBN 978-1-78-472-035-3)
Octopus Publishing Gr.

Yeager, S (2007) The doctors Book of Food Remedies
(ISBN 13 978-1-59486-753-8) Rodale Inc.

Hass, E (1996) The Detox Diet
(ISBN 0890878145)

Raman, R (Julio 2-2017) How to do an elimination diet and why
- www.healthline.com/nutrition/elimination-diet

Acerca de la Autora

Nancy Victoria Tabares es Coach de Salud y Nutrición Bioindividual. Madre, emprendedora y fan de la cocina. Proviene de una familia de mujeres amantes de la buena mesa en Cali, Colombia.

Graduada del Institute of Integrative Nutrition, en Nueva York, estudió más de 100 teorías de dietas: Ayurveda, Libre de Gluten, Cruda, Vegana, Vegetariana, Macrobiótica, Antiinflamatoria, Dieta Cruda, Paleo, Atkins, 80/20, entre otras, y metodologías para lograr estilos de vida saludables.

Tuvo la oportunidad de estudiar con algunos de los mejores maestros en salud, nutrición y bienestar, como: Joshua Rosenthal, Deepak Chopra, David Katz, Walter Willett, Andrew Weil, Gabrielle Bernstein, Susan Blum, Mark Hyman, Geneen Roth, David Wolfe, Marion Nestle, entre otros.

Actualmente, vive en Los Ángeles, California, donde asiste a amas de casa, profesionales, empresarios, ejecutivos, deportistas y personas de la edad adulta para marcar la diferencia en su salud de forma holística.

Agradecimientos

Muchas gracias a mi escuela de formación IIN / Institute of Integrative Nutrition School y a todos los maestros y mentores que me guiaron a convertirme en una mejor versión de lo que soy, a mejorar mis hábitos de alimentación y estilo de vida, que hoy por hoy me apasiona compartir con ustedes para ayudar con tu salud y bienestar a través de la alimentación. www.integrativenutrition.com Institute of Integrative Nutrition School **245 5th Ave, New York. NY 10016**

Gracias Alexis Lieberman IIN Coach de Salud y Nutrición Holística, quien fue la primera persona que me practicó un plan detox / dieta de eliminación cuando me encontraba saturada, enferma, sobrepasada después de tener a primera hija y me motivo a conocer este camino y me enseñó que una buena salud comienza desde la raíz.
www. goodrootswellness.com

Gracias a la Chef Francy Herrera @*calisoulcafe* por su apoyo culinario trabajando y logrando sacar recetas limpias de gluten, azúcar y lácteos para ayudar a la comunidad hispana a comer mejor.